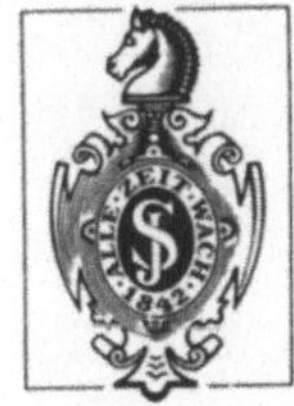

Angst

Leitsymptom
psychiatrischer Erkrankungen

Herausgegeben von
H. Hippius, M. Ackenheil und R. R. Engel

Mit 32 Abbildungen

Springer-Verlag
Berlin Heidelberg New York
London Paris Tokyo

Professor Dr. med. HANNS HIPPIUS
Professor Dr. med. MANFRED ACKENHEIL
Professor Dr. rer. nat. ROLF R. ENGEL
Psychiatrische Klinik und Poliklinik
der Universität München
Nußbaumstr. 7
D-8000 München 2

ISBN-13: 978-3-540-18228-3   e-ISBN-13: 978-3-642-93369-1
DOI: 10.1007/978-3-642-93369-1

CIP-Kurztitelaufnahme der Deutschen Bibliothek
Angst – Leitsymptom psychiatrischer
Erkrankungen / hrsg. von H. Hippius... –
Berlin; Heidelberg; New York; London;
Paris; Tokyo: Springer, 1988

NE: Hippius, Hanns [Hrsg.]

Satz:
Petersche Druckerei GmbH & Co. Offset KG, 8803 Rothenburg ob der Tauber
2125/3130-543210

Vorwort

Das Erleben von Angst gehört zum Wesen der menschlichen Existenz. Für die Entwicklung eines jeden *Individuums* spielt das Erleben und Erfahren von Angst eine große Rolle: von gleich großer Bedeutung für die Individuation ist jedoch auch der Erwerb der Fähigkeit, mit Angst umgehen zu können, Angst zu bewältigen.

In den letzten Jahren wird unsere Gegenwart oft als „Zeitalter der Angst" bezeichnet. Nun kann es dahingestellt bleiben, ob die Aussage überhaupt berechtigt und beweisbar ist, daß in unserer Zeit − im Vergleich zur Situation in früheren Jahrhunderten − mehr Menschen intensiv unter Angst leiden; vielleicht ist es sogar so, daß Menschen in zurückliegender Zeit häufiger und stärker unter ihren Ängsten gelitten haben als die Menschen zur jetzigen Zeit. Im Rahmen dieser Betrachtungen, z.B. durch Philosophen und Theologen, durch Kulturhistoriker und Soziologen wird die Angst zumeist als ein gesellschaftliches, als ein *kollektives Phänomen* aufgefaßt.

Zu diesen beiden Aspekten der Angst − zu der „normalen" Individualangst und zur Angst als Gruppenphänomen − wurde schon immer und wird in den letzten Jahren wieder sehr viel geschrieben. Dabei wird oft der Versuch gemacht, diese Betrachtungsweisen der Angst der Auffassung des Arztes, Angst sei ein behandlungsbedürftiger Leidenszustand, entweder scharf abgrenzend gegenüberzustellen oder alle drei Perspektiven unbedenklich miteinander zu vermengen. Sicherlich gibt es keine scharfen Grenzen zwischen „normaler" (angemessener) und „pathologischer" Angst, zwischen individueller und kollektiver Angst, zwischen behandlungsbedürftiger Angst und gesellschaftlichem Hintergrund − dennoch sollten sich Ärzte und Psychologen in erster Linie mit den Aspekten des Angstproblems auseinandersetzen, mit denen sie konfrontiert werden, wenn ein unter Angst leidender Mensch therapeutische Hilfe erbittet.

Wenn man diesen Standpunkt einnimmt, wird Angst zum *Leitsymptom* sehr vieler verschiedener Krankheiten und Störungen. Kann Angst *erstes Symptom einer somatischen Krankheit* sein? Angst kann bei schwerwiegender körperlicher Krankheit aber auch Reaktion auf das Wissen von dieser Krankheit und von deren zukünftigen Verlauf sein. Bereits in dieser Situation − bei Angst als Reaktion auf eine konkrete Bedrohung durch eine schwere organische Krankheit − liegt im weiteren Sinne bereits ein psychiatrisches, ein psychologisch-ärztliches Problem vor. Doch Angst ist vor allem auch Leitsymptom vieler *psychiatrischer Krankheiten* im engeren Sinne.

Wenn ein Mensch wegen seiner Angst bei einem Arzt Rat und Hilfe sucht, sollte man alle weiterreichenden Überlegungen, ob es sich vielleicht doch „nur" um eine „normale" Angst oder um den Ausdruck oder die Folge einer gesellschaftlichen Situation (um eine „kollektive") Angst handeln könnte, erst einmal zurückstellen vor dem therapeutischen Impetus, zu helfen und zu behandeln.

Dieses Ziel vor Augen, ist es notwendig, immer einmal Bilanz zu ziehen zum Stand der Kenntnisse und der Forschung über die psychiatrischen Aspekte der Angst. Hierzu bot sich die Gelegenheit in einem Arbeitsgespräch in einem begrenzten Kreis von 30 Teilnehmern. Dieses Arbeitsgespräch wurde als dritte Veranstaltung einer Reihe von Symposien durchgeführt, die seit 1982 von der Psychiatrischen Klinik der Universität München mit Unterstützung der UPJOHN GmbH (Heppenheim) veranstaltet werden. Das erste Symposion hatte „Die Benzodiazepine bei der Behandlung von Schlafstörungen" zum Thema. Das zweite Symposium war 1985 – im 25. Jahr nach Einführung des ersten Benzodiazepinderivats als „Tranquilizer" in die psychiatrische Therapie – einem „Rückblick und Ausblick" auf den Stand der Grundlagenforschung und der klinischen Forschung über die Benzodiazepine gewidmet.

Das dritte Symposion über „Angst" sollte nun nicht nur der Darstellung aktueller Forschungsergebnisse über eine einzelne, wenn auch besonders wichtige Wirkungskomponente der Benzodiazepine – der sog. „Anxiolyse" – gewidmet werden. Es war das Ziel, einen Überblick über den Stand der psychiatrischen Forschung über das Phänomen „Angst" zu bekommen. So wurde eine kleine Zahl von Wissenschaftlern aus dem deutschen Sprachraum eingeladen, von denen bekannt war, daß sie in den letzten Jahren aktiv auf dem Gebiet der Angstforschung tätig gewesen waren. Es wurden Befunde über die Biologie, die Psychopathologie und die Therapie der Angst vorgetragen und unter das gemeinsame Thema „Angst – Leitsymptom psychiatrischer Erkrankungen" gestellt.

Mit der Ausrichtung auf eine praktisch-klinische Fragestellung wurde dem Reichenhaller Symposion des Jahres 1987 eine prinzipielle thematische Akzentuierung gegeben, die es einreiht in Forschungsberichte über psychiatrische *Syndrome,* die von unserer Münchener Arbeitsgruppe geplant sind.

Damit soll eine Darstellung von der klinischen Psychiatrie wieder belebt werden, die gegenüber der an der Nosologie orientierten Darstellung zu wenig gepflegt wird: die Syndromatologie.

Nach einem 1968 (zusammen mit H. Selbach) herausgegebenen Buch über „Das depressive Syndrom" folgt jetzt dieser Band über das „Angst-Syndrom". In Kürze wird noch eine Veröffentlichung über „Katatone Syndrome" erscheinen. Mit diesen Publikationen verfolgen wir das Ziel, die täglichen Anforderungen der Praxis auf dem Gebiet der psychiatrischen Differentialdiagnostik im Zusammenhang mit Informationen über neue Befunde der psychiatrischen Forschung in Blickrichtung auf psychopathologische Syndrome darzustellen. Wir hoffen, daß mit diesem methodischen Ansatz ein Beitrag zur Verbesserung der psychiatrischen Diagnostik geleistet wird, deren Fortschritt unserer Ansicht nach in Zukunft von zwei Forschungsansätzen entscheidend gefördert werden kann:

1. Die von E. Kraepelin zu Beginn unseres Jahrhunderts geschaffene psychiatrische Diagnostik muß in dem schon vor 70 Jahren von Kraepelin selbst geforderten Sinne durch eine methodisch einwandfreie Operationalisierung des *diagnostischen Prozesses* validiert werden. Voraussetzung hierfür ist die saubere Deskription von zuverlässig voneinander abgrenzbaren *psychopathologischen Syndromen* und *Verlaufsgestalten*.
2. Die *biologisch-psychiatrische Forschung* darf sich in Zukunft nicht nur Fragestellungen der ätiologischen Erforschung von nosologischen „Krankheitseinheiten" widmen. Biologisch-psychiatrische Grundlagenforschung muß mit ihrem gesamten Methodeninventar auch im Rahmen einer syndromatologisch orientierten klinisch-psychiatrischen Forschung mitwirken.

Für die Vorbereitung und Durchführung des Reichenhaller Symposions (24./25. 1. 1987) sowie für die Vorbereitung der Buchveröffentlichung danken wir der UPJOHN GmbH – Medical Sciences Liaison (Heppenheim), Frau Ch. Wooding-Deane (München) sowie Herrn B. Kalbe und Frau Dr. A. Weiske-Benner (beide Heppenheim).

München, im November 1987

H. Hippius, M. Ackenheil und R. R. Engel

Inhaltsverzeichnis

Mitarbeiterverzeichnis

ACKENHEIL, M., Prof.Dr., Psychiatrische Klinik der Universität München, Nußbaumstraße 7, D-8000 München 2

ALBUS, M., Dr.Dr., Psychiatrische Klinik der Universität München, Nußbaumstraße 7, D-8000 München 2

BECH, P., Prof.Dr., Psykiatriske Afdelinger Frederiksborg Amts Centralsygehus, DK-3400 Hillerod

BENKERT, O., Prof.Dr., Direktor der Psychiatrischen Klinik der Universität Mainz, Langenbeckstraße 1, D-6500 Mainz

BERING, B., Zentralinstitut für Seelische Gesundheit, Postfach 5970, D-6800 Mannheim 1

BLASCHKE, D., Dipl.-Psych., Psychiatrische Klinik der Universität München, Nußbaumstraße 7, D-8000 München 2

BOKER, W., Prof.Dr., Direktor der Psychiatrischen Universitätsklinik, Bollingenstraße 111, CH-3072 Ostenmundigen-Bern

BONDY, B., Dr., Psychiatrische Klinik der Universität München, Nußbaumstraße 7, D-8000 München 2

BREIER, A., M.D., NIMH, Bldg. 10, 9000 Rockville Pike, Bethesda, MD 20892, USA

BUCHHEIM, P., Dr., Psychiatrische Klinik der Universität München, Nußbaumstraße 7, D-8000 München 2

BULLER, R., Dr., Psychiatrische Klinik der Universität Mainz, Langenbeckstraße 1, D-6500 Mainz

FROHLER, M., Dr., Psychiatrische Klinik der Universität München, Nußbaumstraße 7, D-8000 München 2

GJERRIS, A., Dr., Psykiatriske Afdelinger Frederiksborg Amts Centralsygehus, DK-3400 Hillerod

HEIMANN, H., Prof. Dr., Direktor der Psychiatrischen Klinik der Universität Tübingen, Osianderstraße 22, D-7400 Tübingen 1

KOEHLER, K., Prof. Dr., Psychiatrische Universitätsklinik, Sigmund-Freud-Straße 25, D-5300 Bonn 1

LAAKMANN, G., Priv.-Doz. Dr., Psychiatrische Klinik der Universität München, Nußbaumstraße 7, D-8000 München 2

LYDTIN, H., Prof. Dr., Chefarzt der Medizinischen Klinik, Kreiskrankenhaus Starnberg, Oswaldstraße 1, D-8130 Starnberg

MAIER, W., Dr., Psychiatrische Klinik der Universität Mainz, Langenbeckstraße 1, D-6500 Mainz

MARGRAF, J., Dr., Fachbereich Psychologie der Philipps-Universität Marburg, Gutenbergstraße 18, D-3550 Marburg

MOISES, H. W., Dr., Zentralinstitut für Seelische Gesundheit, Postfach 5970, D-6800 Mannheim 1

MULLER, W. E., Prof. Dr., Zentralinstitut für Seelische Gesundheit, Postfach 5970, D-6800 Mannheim 1

MUTHNY, F. A., Dr. Dr., Psychologisches Institut der Universität Freiburg, Belfortstraße 16, D-7800 Freiburg

PHILIPP, M., Priv.-Doz. Dr., Psychiatrische Klinik der Universität Mainz, Langenbeckstraße 1, D-6500 Mainz

POLDINGER, W., Prof. Dr., Direktor der Psychiatrischen Universitätsklinik, Wilhelm-Klein-Straße 27, CH-4025 Basel

SASS, H., Prof. Dr., Psychiatrische Klinik der Universität München, Nußbaumstraße 7, D-8000 München 2

STRIAN, F., Dr., Max-Planck-Institut für Psychiatrie, Kraepelinstraße 2, D-8000 München 40

UHDE, T., M.D., NIMH, Bldg. 10, 9000 Rockville Pike, Bethesda, MD 20892, USA

ZAHN, T., Ph.D., NIMH, Bldg. 10, 9000 Rockville Pike, Bethesda, MD
  20892, USA

ZAPOTOCZKY, H.G., Prof.Dr., Psychiatrische Klinik der Universität,
  Währinger Gürtel 18–20, A-1090 Wien

I. Symptome der Angst
und ihre biologischen Korrelate

Zur Neuropsychophysiologie der Angst

F. Strian

Angst als häufiges Symptom von Schläfenlappenprozessen hatten schon Mulder u. Daly (1952) bei 100 Patienten mit Schläfenlappenstörungen einschließlich 24 Tumoren angetroffen. Sie hatten ferner darauf hingewiesen, daß die „temporale" Angst sowohl als Anfallssymptom (ictal anxiety) wie auch als anfallsintervalläres Symptom (interictal anxiety) vorkommt. Harper u. Roth (1962) hatten außerdem keine bedeutsamen Unterschiede zwischen der Angst bei Schläfenlappenanfällen und der Angst des neurotischen „phobic anxiety depersonalisation-syndrome" ermitteln können. Unterschiede zwischen beiden Angstformen fanden sich eher in den vorhandenen oder fehlenden Auslösebedingungen und im Persönlichkeitshintergrund.

Bemerkenswerterweise wurde nun in neuester Zeit auch die explizite Symptomatik von DSM-III-diagnostizierten Panikattacken bei Schläfenlappenprozessen berichtet (Dietch 1984; Wall et al. 1985; Ghadirian et al. 1986). Da langsam wachsende Tumore an der Schädelbasis, wie Gliome und Meningeome, anfänglich häufig durch ausschließlich psychopathologische Symptome – und somit ein quasi „pseudoneurotisches" Prodromalstadium – gekennzeichnet sind, können Angstattacken hier über lange Zeit die ausschließliche Symptomatik bleiben. Die hirnorganische Verursachung dieser Angst bestätigt sich dann häufig erst dadurch, daß die Angstanfälle später als Angstauren komplexer Partialanfälle und weiterhin als isolierte Angstattacken vorkommen.

Besonders interessant erscheinen in diesem Zusammenhang jüngste Mitteilungen über Änderungen von regionaler Hirndurchblutung und Metabolismus bei Patienten mit charakteristischen Panikattacken in der Positronenemissionstomographie (PET). So berichten Reiman et al. (1986) bei Patienten mit laktatinduzierbaren Panikattacken eine Erhöhung von Durchblutung, Blutvolumen und Sauerstoffverbrauch rechts parahippocampal und Reivich et al. (1983) erhöhten Glukoseverbrauch rechts frontodorsal. Entsprechende Befunde wurden auch bei komplexen Partialanfällen mitgeteilt. Obwohl diese Befunde noch keineswegs als validiert betrachtet werden können, öffnen sie doch einen vielversprechenden weiteren Zugang zur Frage topischer Angstaspekte. Eine besondere Schwierigkeit stellt bei zerebralen Angstattacken sowohl der morphologische wie der elektroenzephalographische Nachweis zugeordneter Funktionsstörungen dar. So kann beispielsweise eine zugrundeliegende mediobasale Schläfenlappengliose nur im Kernspintomogramm (NMR), nicht aber im kranialen Computertomogramm (CCT) sichtbar sein (Abb. 1a, b). Ebenso problematisch ist der elektroenzephalographische Nachweis von paroxysmaler Angst, da eine Anfallsaktivität in mediobasalen Schläfenlappenstrukturen keineswegs zwangsläufig auch im Oberflächen-EEG sichtbar werden muß. Vereinzelt gelingt dieser Nachweis allerdings mit speziellen Ableitungsmethoden von der Schädelbasis

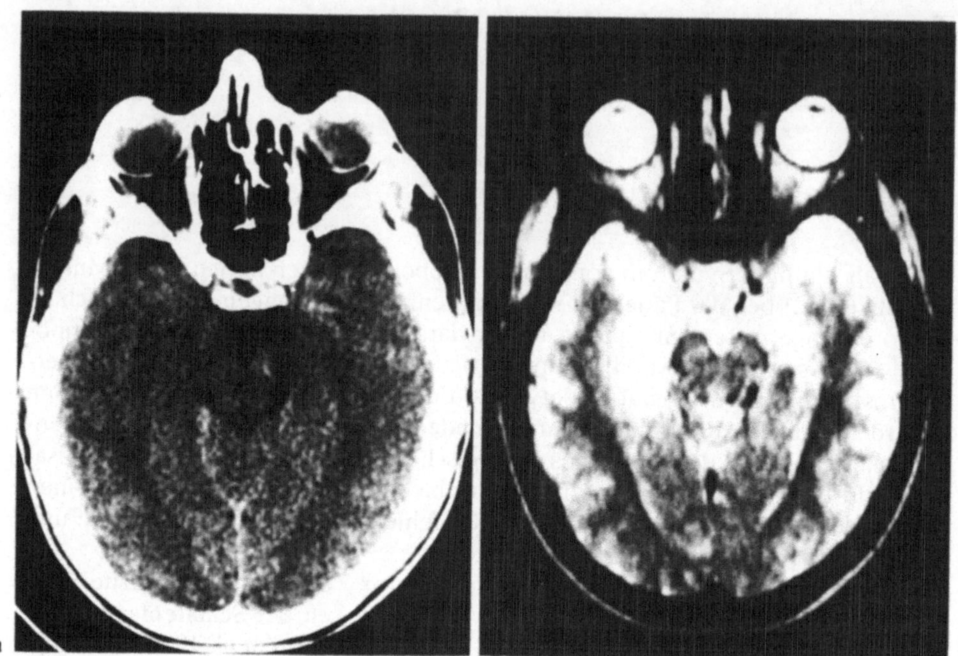

Abb. 1a, b. Bei unauffälligem CCT zeigt sich im NMR eine erhöhte Signaldichte im mediobasalen Schläfenlappen links bei temporaler Gliose. Klinisch bestehen komplexe Partialanfälle mit Angstauren

her, wie etwa mit Sphenoidalableitungen (Kristensen u. Sindrup 1978) oder mit Hilfe der, allerdings invasiven, Infraorbitalableitung (Wieser et al. 1985).

Weitere topische Aufschlüsse haben hier in jüngster Zeit die mit methodischen Verbesserungen durchgeführten Tiefenelektrodenableitungen, das sog. Stereo-EEG, erbracht. Auch bei stereotaktischer Stimulation mediobasaler Schläfenlappengebiete ist Angst die am weitaus häufigsten provozierbare Emotion. Im Vergleich zu anderen Anfallsphänomenen treten Angstsymptome dabei etwa 3mal so häufig auf wie das nächsthäufige Symptom (visuelle Halluzinationen) und etwa 10mal so häufig wie die nächsthäufige Emotion (Depressivität) (Gloor et al. 1982). Bei Tiefenelektrodenableitungen während spontaner Angst fand sich außerdem, daß eine hypersynchrone Aktivität häufig ausschließlich im mediobasalen Schläfenlappen abgeleitet werden kann und gleichzeitig das Oberflächen-EEG unauffällig bleibt. Weingarten et al. (1977) konnten in einer Tiefenelektrodenableitung zeigen, daß eine paroxysmale Aktivität im rechten Mandelkern zunächst ausschließlich mit Angst verbunden war, die Angst aber in einen komplexen Partialanfall mündete, sobald die Anfallsaktivität auf die limbischen Nachbarschaftsstrukturen übergriff. Selbstverständlich kann Angst aber nicht nur vom Mandelkern, sondern auch von anderen temporalen und limbischen Strukturen, vor allem der Hippocampusregion, ausgelöst werden. In der temporopolaren Lokalisation sind die Anfälle neben Angst zumeist auch mit starken vegetativen Reaktionen verknüpft. In einer Tiefenelektrodenableitung

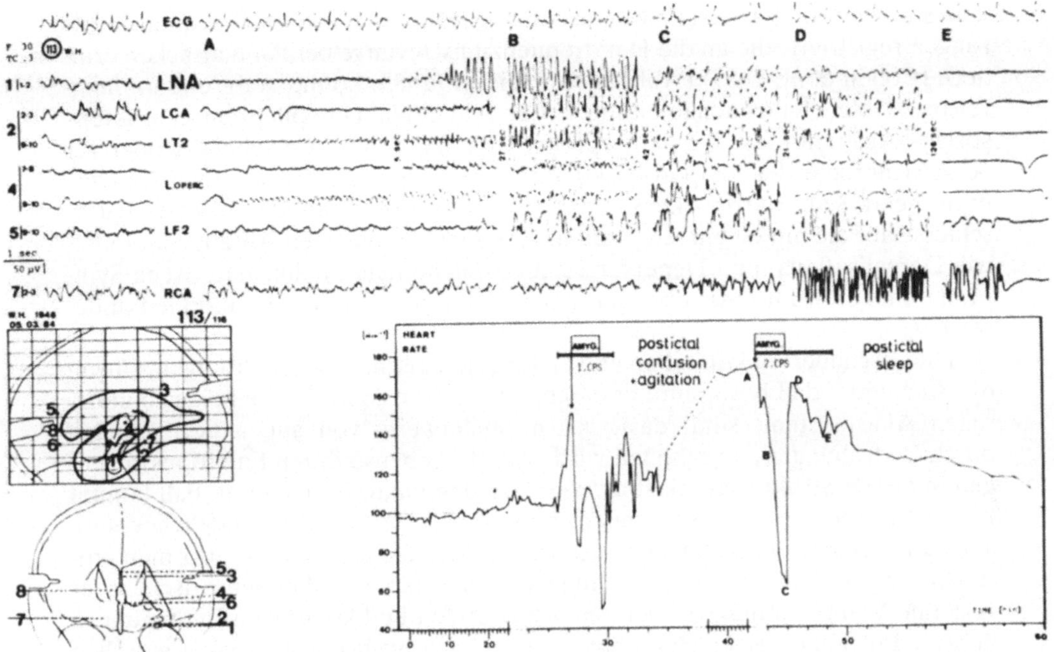

Abb. 2a. Tiefenelektrodenableitung eines komplexen Partialanfalls. Im Fenster rechts unten sind die exzessiven Herzfrequenzschwankungen während zweier Anfälle wiedergegeben. Beachte die ausgeprägte Kardiodepression mit Beginn der Entladungen im linken Mandelkern (*NA* Nucleus amygdalae; *CA* Hippocampus). (Aus Stodieck u. Wieser 1986)

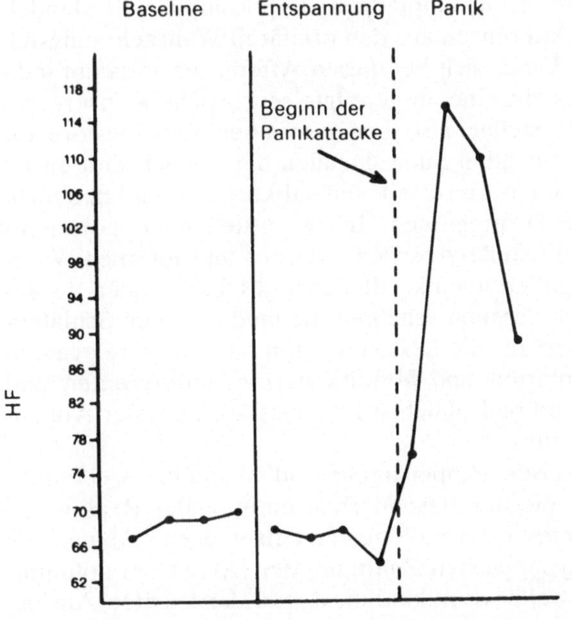

Abb. 2b. Herzrate bei einem Patienten mit entspannungsinduzierter Panikattacke. (Aus Cohen et al. 1985)

von Stodieck u. Wieser (1986) wurden abrupte, exzessive Herzfrequenzänderungen registriert, die an die Herzfrequenzumschwünge bei Panikattacken erinnern (Cohen et al. 1985) (Abb. 2a, b). Wieser (1983) konnte aufgrund umfangreicher Tiefenelektrodenableitungen bei Schläfenlappenepilepsien charakteristische Ausbreitungswege der epileptischen Aktivität feststellen, wobei für Angstsymptome der temporobasale und temporopolare Ausbreitungsweg vorherrschend sein dürfte. Diese Vorzugsrichtungen erlauben gewisse Rückschlüsse auf die mit einem Angstanfall verknüpften sonstigen Anfallssymptome, wie Derealisations- und Depersonalisationsphänomene, halluzinatorische Symptome und Bewußtseinstrübungen einerseits und vegetative Reaktionen andererseits.

Die geschilderten klinischen und elektrobiologischen Beobachtungen stützen die Annahme, daß bestimmte limbische Strukturen zentraler Teil eines biologischen Alarmsystems sind, das zwar normalerweise von außen her, nämlich durch Bedrohungen, angestoßen wird, das aber ebenso durch Funktionsstörungen in diesen Strukturen selbst aktiviert werden kann. Im letzteren Fall kommt es zur Symptomatik der spontanen, paroxysmalen Angst, der möglicherweise auch ein Teil der Panikattacken zuzuordnen ist. Alle übrigen Angstformen entstehen auf den „normalen Bedrohungswegen", nämlich über sensorische oder viszerale Wahrnehmungen oder aus behavioralen und kognitiven Bedingungen heraus. Im Sinne dieser Hypothesen lassen sich auch die neuroanatomischen und neurofunktionellen Besonderheiten einiger limbischer Strukturen, insbesondere von Hippocampus und Mandelkern, interpretieren.

Neuroanatomisch besteht einerseits eine intensive wechselseitige Verschaltung der limbischen Strukturen über den inneren und äußeren Ring und über die Mittelhirn-Hypothalamus-Septum-Achse, der auch die noradrenergen Projektionen vom Locus coeruleus und die serotonergen Projektionen von den Raphekernen zuzurechnen sind. Andererseits empfangen Hippocampus und Mandelkern multimodale sensorische Afferenzen aus den primären Wahrnehmungsfeldern der Hirnrinde (Abb. 3a). Da es sich bei diesen Afferenzen stets um indirekte Projektionen handelt, besteht eine ausgeprägte sensorische Konvergenz. Hippocampus und Mandelkern stellen also gewissermaßen Eingangstore für vorverarbeitete Informationen aus allen Sinneskanälen dar. Gleichzeitig projizieren Hippocampus und Mandelkern ihrerseits auf subkortikale und neokortikale, insbesondere präfrontale Hirnregionen. Insoweit stellen Hippocampus und Mandelkern eine Art Schnittstelle zwischen externer und interner Wahrnehmung und den verhaltensregulierenden kortikalen und subkortikalen Instanzen dar. Auch neuroanatomisch gesehen scheinen die mediobasalen Schläfenlappenstrukturen somit disponiert für die Diskrimination zwischen irrelevanten und relevanten, nichtkonditionierten und konditionierten, indifferenten und emotionalen, sowie neutralen und bedrohlichen Informationen aus der Außenwelt und aus dem Organismus selbst.

Neurofunktionell gesehen weisen Hippocampus und Mandelkern ebenfalls einige Eigentümlichkeiten auf, die der Besonderheit emotionaler Reaktionen und der Verarbeitung bedrohlicher Informationen zu entsprechen scheinen. Es sind dies die Phänomene der synaptischen Bahnung, der „long term potentiation", der niederen Krampfschwelle, des „kindlings" und der leichten Auslös-

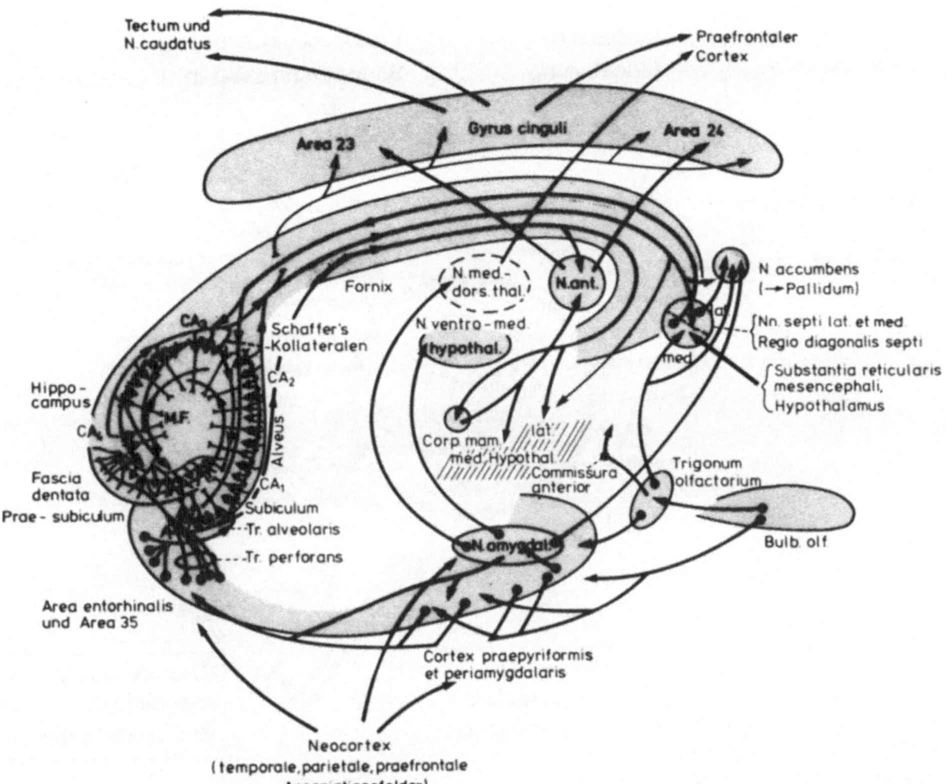

Abb. 3a. Schematische Darstellung der intrakortikalen und subkortikalen Verbindungen des Allokortex. Das Schema zeigt die wichtigsten Strukturen und Verbindungen des sog. limbischen Systems und des Rhinenzephalons im engeren Sinne (die Abbildung bezieht sich auf das Gehirn höherer Tiere; graphisch veränderte Relation der Größenverhältnisse der einzelnen Strukturen). (Aus Creutzfeldt 1983)

barkeit von Anfallssymptomen. Beim Phänomen der synaptischen Bahnung handelt es sich um die relativ kurzdauernde Verstärkung transsynaptischer Erregung, bei der „long term potentiation" (LTP) um eine Stunden bis Wochen anhaltende erhöhte Erregungsübertragung (McNaughton et al. 1978). Da diese Phänomene vermutlich durch ein Zusammenwirken verschiedener Neurone zustandekommen, ist naheliegend, daß auch eine assoziative Koppelung zwischen verschiedenen gleichzeitigen Inputs erfolgt und außerdem im Hinblick auf Nachbarsynapsen eine Reaktionsverstärkung, ein Reinforcing, zustandekommen kann (Andersen u. Hvalby 1986). Die synaptische Verstärkung könnte somit auch die Basis der für Emotionen charakteristischen Konditionierungsmechanismen darstellen (LTP wird im übrigen als wichtiger Mechanismus in der Ausbildung permanenter Gedächtnisspuren diskutiert). Die synaptische Bahnung mit längerdauernden Nacheffekten und Schwellenerniedrigung im Hippocampus könnte schließlich auch unmittelbar den emotionalen Reaktionen zuzuordnen sein, da diese den auslösenden Reiz ebenfalls für eine gewisse Zeit über-

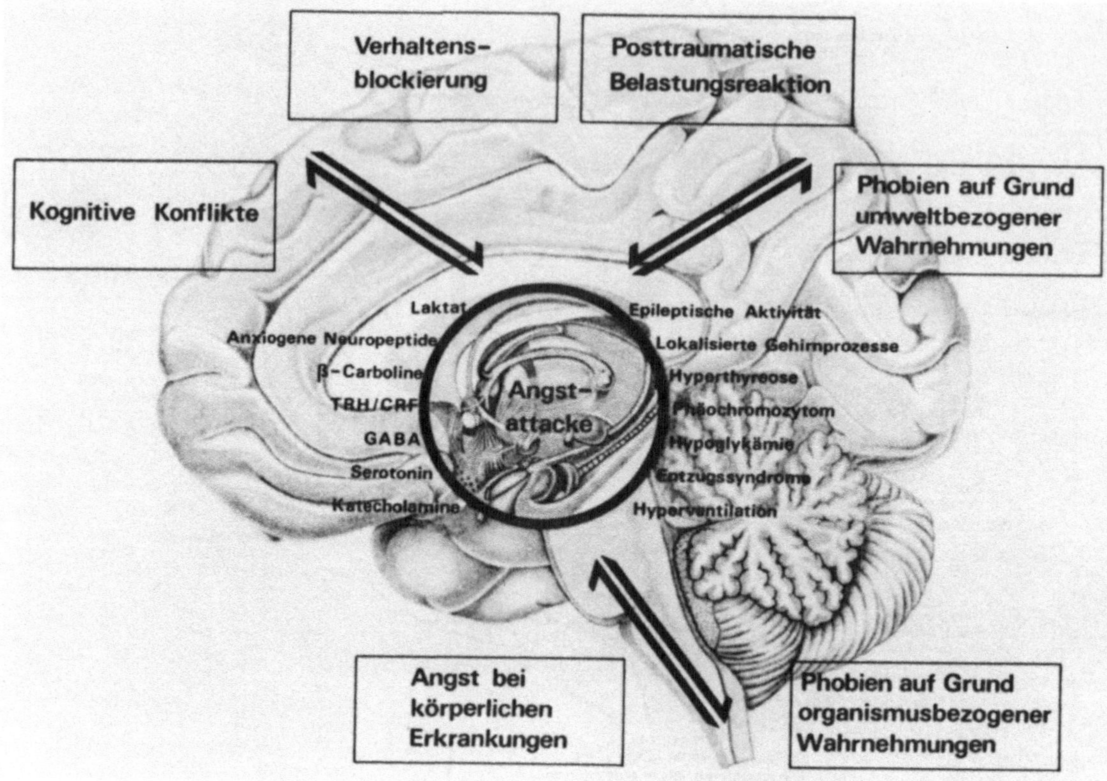

Abb. 3b. Neuropsychologische Einteilung von Angstsyndromen (s. Text)

dauern und damit einer gewissen Bahnung und Latenz bis zur Auslösung bedür-
fen (Creutzfeld 1983). Ähnliche neurofunktionelle Besonderheiten kennzeichnen auch den Mandelkern.

Da Angst als komplexes Erleben und Verhalten zumeist aus einer Vielzahl
von externen, internen, biographischen, ethologischen, behavioralen und kognitiven Faktoren heraus entsteht, kann diese Komplexität auch von den zentral-
nervösen Mechanismen her erwartet werden. Andererseits dürfte Angst, und
insbesondere pathologische Angst, stets die Beteiligung mediobasaler Schläfenlappenstrukturen und damit auch zugeordneter Symptome implizieren − was
der Erfahrung entspricht, daß es keine wirkliche Angst ohne die körperlichen
Angstkomponenten gibt, die zugleich auch die Unabweisbarkeit und Betroffen-
heit des Angsterlebens ausmachen. Die beschriebenen zerebralen Zugänge zur
Angst bieten sich daher auch als Basis für eine neuropsychologisch orientierte
Klassifikation klinischer Angstzustände an. Als pathologische Angst läßt sich
dabei im weitesten Sinne jede Angst definieren, die entweder ohne jede Bedro-
hungswahrnehmung − also ohne aktuelle oder vorangehende Bedrohungssitua-
tion − auftritt und jede Angst, die in einem Mißverhältnis zur Bedrohlichkeit
der aktuellen Situation steht. Darüber hinaus kann Angst auch vorwiegend aus

Entscheidungs- und Verhaltenskonflikten entstehen, wenn rivalisierende Strategien eine Konfliktbewältigung verhindern (Caspar 1983). Die spontan auftretende, paroxysmale Angst dürfte sich weitgehend mit Funktionsstörungen in den limbischen Strukturen selbst decken – zu denen auch die noradrenergen und serotonergen Hirnstammprojektionen von Locus coeruleus bzw. Raphekernen zu rechnen sind. Praktisch alle anderen Angstphänomene entstehen durch Wechselbeziehungen zwischen „extralimbischen" und „limbischen" Strukturen (Abb. 3b). Im letzteren Falle kommen hauptsächlich drei pathogenetische Wege in Frage: 1. Angst entsteht durch bedrohliche oder fälschlicherweise als bedrohlich eingeschätzte sensorische, also umweltbezogene Nachrichten, 2. Angst entsteht durch bedrohliche oder fälschlicherweise als bedrohlich eingeschätzte viszerale, also organismusinterne Nachrichten, 3. Angst entsteht bei Entscheidungs- und Verhaltenskonflikten, so daß eine angemessene Bedrohungsbewältigung blockiert wird.

Bei der Entstehung eines Angstsyndroms sind dabei stets wechselseitige Entstehungsrichtungen denkbar. In der einen Richtung kann eine limbische Funktionsstörung zu einer abnormen, phobischen Bedrohungsverarbeitung von Umweltsituationen führen (vgl. hierzu die Diskussionen zwischen erlernten und anlagebedingten Faktoren in der Entwicklung von Phobien bei Seligman 1971). Das phobische Vermeidungsverhalten entwickelt sich hierbei über Sensitivierung und Generalisation auf die den Panikattacken zugeordneten Situationen und Bedingungen. Die Entwicklung agoraphober Symptome nach anfänglichen Panikattacken könnte als Beispiel angeführt werden. In die andere Richtung weisen die spontanen Panikattacken nach massiven Bedrohungserlebnissen wie Kriegs- und Verfolgungssituationen oder Flugzeugentführungen. Die Umweltereignisse scheinen hier eine persistierende limbische „Sensitivierung" mit der Disposition zu Panikattacken auszulösen. Entsprechende wechselseitige Beziehungen sind auch für viszerale Wahrnehmungen (z. B. Herzphobie vs. organische Herzerkrankungen) oder bei Entscheidungs- und Verhaltenskonflikten denkbar (die Verhaltenssuppression stellt ja das wichtigste tierexperimentelle Modell der Angstprovokation dar).

Die Darstellung klinischer, neuropsychologischer und psychologischer Befunde, die diese Angstinterpretation aus zentralnervöser Perspektive stützen können, überschreitet den Rahmen dieses Beitrages. Es ist aber zu hoffen, daß gerade eine neuropsychologische Betrachtungsweise von Angst und klinischen Angstsyndromen die vielfach noch unüberbrückbar scheinenden traditionellen Dichotomien zwischen psychodynamischen, biologischen, genetischen usw. Aspekten gegenstandslos machen und besser fundierte Kriterien für therapeutische Entscheidungen liefern wird.

Diskussion

Benkert: Sind die Angstanfälle infolge von Tumoren, die Sie bei ihrer Literaturübersicht gefunden haben, eher im Sinne einzelner Panikattacken zu verstehen oder treten sie so gehäuft auf, daß man nach DMS III auch von „panic disorder" reden könnte?

Strian: Unter den Angstsymptomen bei hirnorganischen Prozessen kommen Angstanfälle („ictal anxiety") häufiger vor als anfallsintervalläre Angstformen („interictal anxiety"). Bei den in der Literatur mitgeteilten 3 Fällen mit Gliomen bzw. arteriovenöser Mißbildung lagen Panikattacken nach den Kriterien des DSM III vor, so daß hier auch von „panic disorder" gesprochen werden kann.

Philipp: Aus der Beobachtung, daß man bei hirnorganischen Prozessen phänomenal ganz ähnliche Angstanfälle findet wie bei den eigentlichen Angsterkrankungen, läßt sich doch die Frage ableiten, inwieweit nicht Panikattacken bei hirnorganischen Prozessen uns modellhaft helfen können, den Einfluß genetischer Faktoren, die Beziehung zum Auftreten depressiver Erkrankungen, aber auch die phänomenologische Abgrenzung der Panikattacken von generalisierten Angstsyndromen zu untersuchen. Es wäre sicherlich der Mühe wert, etwa auch so umstrittene Fragen zu untersuchen wie die, ob das 10-min-Kriterium oder ähnlich festgeschriebene Kriterien sinnvoll sind. Vielleicht könnte das ein ganz gutes biologisches Modell sein.

Strian: Die Ähnlichkeit von hirnorganischen Angstanfällen und Panikattacken ist groß; möglicherweise sind beide Angstformen phänomenologisch nicht zu trennen. Nach meiner Auffassung stellen hirnorganische Angstanfälle tatsächlich ein neuropsychologisches Modell der Angstentstehung dar − allerdings nur für jene Ängste, die durch unmittelbare Störungen im „biologischen Alarmsystem", also in bestimmten limbischen und Mittelhirnstrukturen, ausgelöst werden. Klinische Vergleiche werden dadurch erschwert, daß Neurologen und Neurochirurgen Hirnprozesse zumeist nicht mit Angstsymptomen und umgekehrt Psychiater und Psychologen Angstsymptome nicht mit Hirnprozessen assoziieren.

Heimann: Ich habe eine Frage als Kliniker. Angstsyndrome sind sehr häufig in der Psychiatrie, und Psychiater suchen deshalb explizit danach. Sie haben gesagt, daß Neurologen nicht so explizit danach suchen. Dagegen sind die Epilepsien in der Neurologie häufig. Was ist jetzt für ein Schluß zu ziehen aus Ihrer Demonstration: Temporalhirntumoren und Angstsyndrome? Sollen wir in Zukunft alle unsere Angstpatienten mit einer Nadel ableiten?

Strian: Das wäre kein vertretbares Vorgehen. Alle angewendeten Untersuchungsmethoden müssen durch die diagnostische Logik und therapeutische Konsequenz begründet sein.

Hippius: Zur Frage von Herrn Heimann möchte ich hinzufügen, daß es vielleicht nicht gleich die Infraorbitalableitungen oder ähnlich invasive Methoden sein müssen. Es ist aber sicher gut vorstellbar, daß man Methoden wie die kraniale Computertomographie oder die Kernspin-Resonanz-Tomographie sehr viel öfters bei der diagnostischen Abklärung von Angstpatienten einsetzt als das bisher getan wird.

Literatur

Andersen P, Hvalby O (1986) Long-term potentiation: Problems and possible mechanisms. In: Isaacson RL, Pribram KH (eds) The hippocampus, Vol 3. Plenum Press, New York London, pp 169–186

Caspar F (1983) Verhaltenstherapie der Angst. In: Strian F (Hrsg) Angst – Grundlagen und Klinik. Springer, Berlin Heidelberg New York Tokyo, S 383–428

Cohen AS. Barlow DH, Blanchard EB (1985) Psychophysiology of relaxation-associated panic attacks. J Abnorm Psychol 94:96–101

Creutzfeldt OD (1983) Cortex cerebri. Leistung, strukturelle und funktionelle Organisation der Hirnrinde. Springer, Berlin Heidelberg New York Tokyo

Dietch JT (1984) Cerebral tumor presenting with panic attacks. Psychosomatics 25:861–863

Ghadirian AM, Gauthier S, Bertrand S (1986) Anxiety attacks in a patient with a right temporal lobe meningioma. J Clin Psychiatry 47:270–271

Gloor P, Olivier A, Quesney LF, Andermann F, Horowitz S (1982) The role of the limbic system in experimental phenomena of temporal lobe epilepsy. Ann Neurol 12:129–144

Harper M. Roth M (1962) Temporal lobe epilepsy and the phobic anxiety-depersonalization syndrome. Part I: A comparative study. Compr Psychiatry 3:129–151

Kristensen O, Sindrup EH (1978) Psychomotor epilepsy and psychosis. Electroencephalographic findings (sphenoidal electrode recordings). Acta Neurol Scand 57:370–379

McNaughton BL, Douglas RM, Goddard GV (1978) Synaptic enhancement in fascia dentata: Cooperativity among coactive afferents. Brain Res 157:277–293

Mulder DW, Daly D (1952) Psychiatric symptoms associated with lesions of temporal lobe. JAMA 150:173–176

Reiman EM, Raichle ME, Robins E, Butler FK, Herscovitch P, Fox P, Perlmutter J (1986) The application of positron emission tomography to the study of panic disorder. Am J Psychiatry 143:469–477

Reivich M, Gur R, Alavi A (1983) Positron emission tomographic studies of sensory stimuli, cognitive processes and anxiety. Hum Neurobiol 2:25–33

Seligman MEP (1971) Phobias and prepardness. Behav Res Ther 2:307–321

Stodieck RG, Wieser HG (1986) Autonomic phenomena in temporal lobe epilepsy. J Auton Nerv Syst [Suppl] 611–621

Wall M, Tuchman M, Mielke D (1985) Panic attacks and temporal lobe seizures associated with a right temporal lobe arteriovenous malformation: Case report. J Clin Psychiatry 46:143–145

Weingarten SM, Cherlow DG, Halgren E (1977) Relationship of hallucinations of the depth structures of the temporal lobe. In: Sweet WH, Obrador S, Martin-Rodriguez JG (eds) Neurosurgical treatment in psychiatry, pain and epilepsy. Univ. Park Press, Baltimore London, pp 553–568

Wieser HG (1983) Electroclinical features of the psychomotor seizure. Fischer, Stuttgart

Wieser HG, Elger CE, Stodieck SRG (1985) The „foramen ovale electrode": A new recording method for the preoperative evaluation of patients suffering from mesio-basal temporal lobe epilepsy. Electroencephalogr Clin Neurophysiol 61:314–322

Psychophysiologische Untersuchungen bei Panikanfällen

J. Margraf

Bei der Erforschung der Angststörungen sind seit der Veröffentlichung der dritten Revision des amerikanischen psychiatrischen Diagnoseschlüssels (DSM-III) sog. „Panikanfälle" zunehmend in den Mittelpunkt des Interesses gerückt (Freedman u. Glass 1984; Ehlers et al. 1986a). Panikanfälle sind plötzlich auftretende Zustände intensiver Angst, die von einer Reihe vorwiegend körperlicher Symptome begleitet sind. Besonders beachtenswert scheint, daß die Betroffenen oft keinen äußeren Auslöser für ihre Angst angeben können. Eine Reihe von Autoren vertritt die Auffassung, daß Panikanfälle eine qualitativ und biologisch besondere Form von Angst darstellen. In der Grundlagenforschung zur Stützung dieser These wurde betont, daß Panikanfälle durch ganz bestimmte biochemische Substanzen im Labor experimentell induziert werden können. Der weitaus größte Teil dieser Studien beschäftigt sich mit Infusionen von Natriumlaktat und in jüngster Zeit auch mit CO_2-Inhalationen als möglichen Auslösern von Panikanfällen (Ehlers et al. 1986b; Margraf et al. 1986). Feldstudien von Panikanfällen in der natürlichen Umgebung der Patienten wurden dagegen nur selten durchgeführt.

Die Befunde der Panikinduktionsstudien wurden in der Vergangenheit dahingehend interpretiert, daß Substanzen wie Laktat oder CO_2 spezifisch panikauslösend auf Patienten mit Panikanfällen[1] wirken. Dieser Effekt sei von den Wirkungen anderer, sog. non-spezifischer Stressoren wie etwa dem Cold Pressor Test (einem Schmerzreiz) verschieden. Nur bei Patienten mit einer besonderen, vermutlich biologischen Vulnerabilität würden „echte" Panikanfälle ausgelöst, nicht jedoch bei normalen Kontrollpersonen oder Patienten mit anderen psychischen Störungen. Aus dieser Interpretation der Panikinduktionsstudien wurden dann weitreichende Schlußfolgerungen zur Ätiologie und sogar Therapie von Panikanfällen gezogen (vgl. etwa Klein 1981; Levin et al. 1984; Carr u. Sheehan 1984; Fyer et al. 1985).

Im folgenden Beitrag sollen neuere Daten vorgestellt werden, die diese Sichtweise der bisherigen psychophysiologischen Untersuchungen von Panikanfällen fragwürdig erscheinen lassen. Dabei werden vor allem drei Fragen erläutert:

1. Sind die Reaktionen von Kontrollpersonen und Panikpatienten auf Laktat bzw. CO_2 tatsächlich verschieden?
2. Gibt es einen spezifischen panikauslösenden Effekt von Laktat oder CO_2 im Vergleich zu anderen, eher „non-spezifischen" Stressoren?

---

[1] Patienten, die die Kriterien des DSM-III für die Diagnosen Paniksyndrom oder Agoraphobie mit Panikanfällen erfüllen, werden der Kürze halber im folgenden stets als „Panikpatienten" bezeichnet.

3. Werden durch Laktat oder CO_2 Panikanfälle ausgelöst, die natürlich auftretenden Anfällen ähneln?

Eine Literaturübersicht zu bisherigen Laktatinfusionsstudien zeigte neben deutlichen und z. T. schwerwiegenden methodischen Mängeln, daß die Reaktionen von Panikpatienten und Kontrollpersonen möglicherweise vergleichbar sind, wenn Unterschiede im Ausgangsniveau der Angst und körperlichen Erregung berücksichtigt werden (Margraf et al. 1986). Zwar wurden für Panikpatienten deutlich häufiger Panikanfälle unter Laktat berichtet als für Kontrollpersonen. Dabei wurden jedoch der Zeitverlauf der Effekte und das Ausgangsniveau der Angst meist nicht beachtet. Auch die Kriterien zur Bestimmung eines Panikanfalls waren oft nicht explizit angegeben, und die Beurteiler waren in der Regel nicht „blind" in bezug auf die Diagnose der Probanden.

Ehlers et al. (1986c) führten daher eine Studie zur Rolle des Ausgangsniveaus bei Laktatinfusionen an 10 Panikpatientinnen und 10 parallelisierten normalen weiblichen Kontrollpersonen durch. Dabei wurde der Zeitverlauf der induzierten Effekte genau verfolgt. Störvariablen wie etwa Erwartungseffekte oder Versuchsleitereffekte wurden sorgfältig kontrolliert. Die Versuchsleiter interagierten so wenig wie möglich mit den Probanden und waren über deren diagnostischen Status nicht informiert. Die Ergebnisse einer Standardinfusion von 1.0 mol Natriumlaktat (15 mmol/kg/h) zeigten deutliche Anstiege in subjektiven Angstmaßen und kardiovaskulärer Erregung sowohl bei Patienten als auch bei Kontrollpersonen. Mit Ausnahme des Blutdrucks unterschieden sich die *Reaktionen* der beiden Gruppen nicht signifikant. Dagegen zeigten sich starke Unterschiede in den *tonischen Niveaus* der Angst und Herzfrequenz, die bereits vor der Laktatinfusion existierten und durch diese nicht vergrößert wurden. Patientinnen hatten durchgehend höhere Werte als Kontrollpersonen. Das Niveau der Angst bzw. Aktivierung, das unter Laktat erreicht wurde, hing stark vom Ausgangsniveau vor der Infusion ab. Darüber hinaus zeigten die Patientinnen eine signifikante Tendenz, somatische Symptome übermäßig zu berichten. Dies konnte mit einer Skala von Kontrollsymptomen, die normalerweise nicht mit Angst verbunden sind, festgestellt werden.

In einer zweiten Studie wurde versucht, diese Befunde bei CO_2-Inhalationen zu replizieren (Margraf 1986; vgl. Ehlers et al. 1986b; Ehlers et al. 1987). Zusätzlich untersuchten wir die Frage, ob CO_2 im Vergleich zu anderen, eher allgemeinen Stressoren (Cold Pressor Test, Kopfrechnen) einen spezifischen panikauslösenden Effekt aufweist. Dazu wurden 24 weibliche Panikpatienten und 18 parallelisierte Kontrollpersonen ohne psychische Auffälligkeiten mit den in Tabelle 1 dargestellten Paradigmen untersucht.

Der Cold Pressor Test und der Kopfrechentest wurden in balancierter Reihenfolge vorgegeben. Auf jeden Stressor folgte eine Erholungsphase, um Carry-over-Effekte auszuschließen. Das Paradigma der CO_2-Inhalation folgte dem Vorgehen von Gorman et al. (1984). Nach 15 min Plazebo (normale Luft) wurde auf eine Mischung von 5,5% CO_2, 21% O_2 und 73,5% N_2 umgeschaltet, ohne daß die Probanden über den genauen Zeitpunkt des Umschaltens informiert waren („Single-blind"-Bedingung). Die Gase wurden durch eine Gasmaske gegeben und die CO_2-Niveaus wurden kontinuierlich mit Hilfe eines Capnometers

Tabelle 1. Paradigmen der Studie von Margraf (1986)

Baseline	☐	15 min (Ruhe, Augen geöffnet)
Cold Pressor Test	☐	4 min Antizipation
	☐	1 min dominanter Fuß in Eiswasser
	☐	7 min Erholungsphase
Kopfrechnen	☐	4 min Antizipation
	☐	5 min serielle Subtraktionen
	☐	7 min Erholungsphase
CO_2-Panikprovokation	☐	15 min Luft (Plazebo) durch C-PAP-Gasmaske
	☐	20 min CO_2-Gemisch (5,5% CO_2, 21% O_2, 73,5% N_2)
	☐	15 min Erholungsphase (Luft)

Blutdruck und Angst-Ratings wurden alle 4,5 bzw. 2,2 und 2,5 min erhoben.

verfolgt. Die Versuchspersonen waren am Vortag bereits an die Laborumgebung und das Tragen der Gasmaske gewöhnt worden. Die Ergebnisse wurden mit dreifaktoriellen Varianzanalysen mit Meßwiederholung (Greenhouse-Geisser-Korrektur, 5% Signifikanzniveau) ausgewertet. Die drei Faktoren waren Gruppe (Patienten vs. Kontrollpersonen), Streßtest (Cold Pressor vs. Kopfrechnen vs. CO_2) und Zeit (vor, während und nach dem jeweiligen Stressor; falls mehrere Werte erhoben wurden, wurden diese gemittelt). Als abhängige Variablen wurden u. a. subjektive Angst und Erregung [Einschätzungen auf einer Skala von 0–10 sowie das State-Trait-Angstinventar (STAI), Spielberger et al. 1970], Atem-Minutenvolumen und Atemfrequenz, Herzfrequenz, Blutdruck und elektrodermale Aktivität (Hautleitfähigkeitsniveau und non-spezifische Fluktuationen) erfaßt.

Die Abb. 1 und 2 zeigen einige Hauptergebnisse dieser Studie. Das Muster der Befunde war für die weiteren abhängigen Variablen ähnlich. Im STAI zeigten sowohl Patienten als auch Kontrollpersonen einen durchschnittlichen Anstieg während CO_2 von etwa 18 Rohwertpunkten, bei signifikant verschiedenen Ausgangsniveaus von 46 bzw. 28 Punkten. Das Atemvolumen stieg unter CO_2 bei beiden Gruppen in kurzer Zeit von ca. 13 auf maximal 45 l/min. Bei den anderen beiden Stressoren ergaben sich erwartungsgemäß nur geringe Anstiege von etwa 2–3 (Kopfrechnen) bzw. 7 (Cold Pressor Test) Litern/Minute. Bezüglich des Blutdrucks zeigten beide Gruppen auf alle drei Stressoren Anstiege um etwa 15–18 mm Hg systolisch und 10–12 mm Hg diastolisch.

Die wichtigsten Befunde der statistischen Auswertung können wie folgt zusammengefaßt werden:

1. Die Reaktionen von Patienten und Kontrollpersonen auf die verschiedenen Streßtests unterschieden sich nicht signifikant voneinander (bei keiner abhängigen Variablen eine signifikante Interaktion der Faktoren Gruppe und Zeit).
2. Patienten haben während des gesamten Experiments signifikant höhere tonische Werte in Maßen subjektiver Angst und der Herzfrequenz (signifikante Haupteffekte des Faktors Gruppe). Keine signifikanten Niveauunterschiede gab es bei subjektiver Erregung, Blutdruck, elektrodermaler Aktivität und den Atemvariablen.

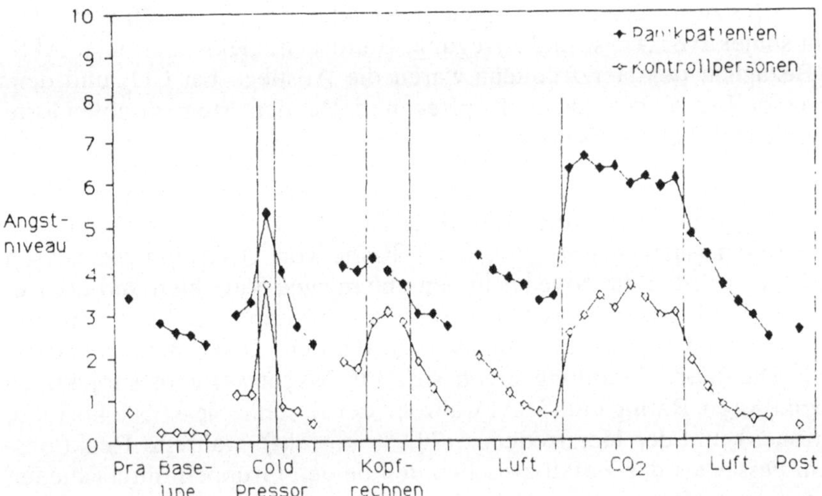

Abb. 1. Durchschnittliche Einschätzungen der Angst (Angst-Rating-Skala nach Ehlers et al. 1986c) bei Panikpatienten *(schwarze Karos)* und Kontrollpersonen *(weiße Karos)* in der Studie von Margraf (1986). Die vertikalen Striche geben für jedes Paradigma die Dauer der Stressoren an

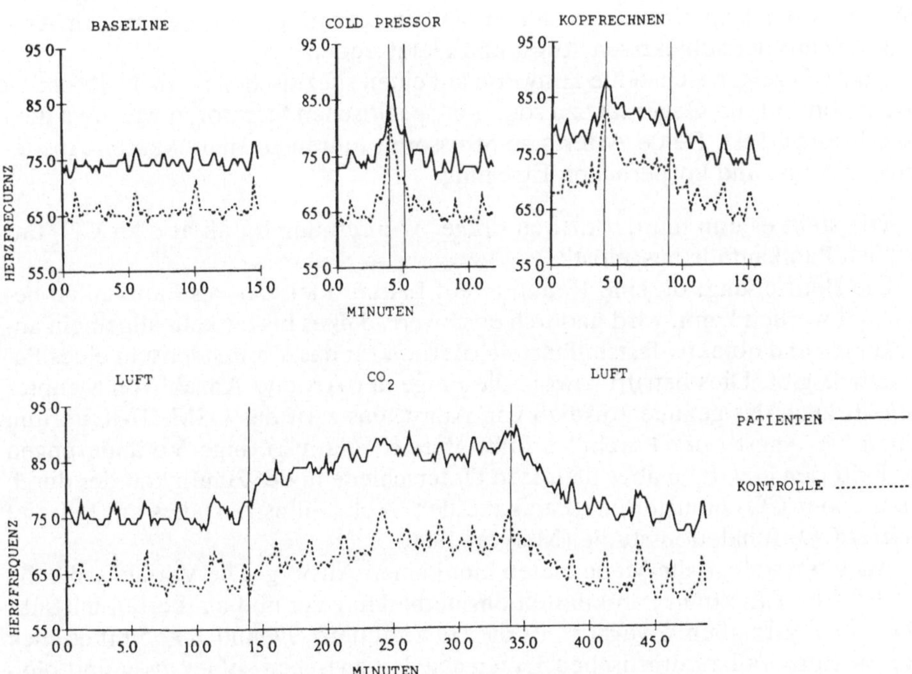

Abb. 2. Durchschnittliche Herzfrequenz (Schläge pro Minute) für Patienten *(durchge-zogene Linie)* und Kontrollpersonen *(unterbrochene Linie)* in der Studie von Margraf (1986). Die *vertikalen Linien* geben jeweils die Dauer der Stressoren an

3. Die drei Stressoren lösten i. allg. gleiche Reaktionen aus (signifikante Anstiege in subjektiver Angst und Erregung, Blutdruck, elektrodermaler Aktivität). Bezüglich der Herzfrequenz waren die Anstiege bei CO_2 und dem
   Cold Pressor Test stärker als bei Kopfrechnen. Bei den Atemvariablen löste
   CO_2 deutlich stärkere Reaktionen aus.

Die Frage, ob sich Panikpatienten und Kontrollpersonen eher in tonischen
Niveaus von Angst und Erregung als in ihrer Reaktivität auf Stressoren unterscheiden, wurde zusätzlich mit Hilfe einer Reihe von Diskriminanzanalysen
überprüft. Dazu wurden die Niveaus in den abhängigen Variablen und die Reaktionen (d. h. Differenzen zwischen den Werten während der Streßtests und
der vorhergehenden Antizipationsphase) getrennten Diskriminanzanalysen
unterzogen. Die beste Trennung ergab sich für Niveauwerte in subjektiven
Angstmaßen (Angst-Rating und STAI während der Baseline: je 83,3% korrekte
Klassifikationen) und der Herzfrequenz (78,9% korrekt), während Reaktions-
werte kaum besser als der Zufall zwischen den beiden Gruppen unterschieden
(je 63,4% für Angst-Rating- bzw. Herzfrequenzreaktion auf CO_2).
Nach diesen Befunden lassen sich die beiden ersten der eingangs gestellten
Fragen folgendermaßen beantworten:

Ad 1: Nach unseren Daten unterscheiden sich die Reaktionen von Panikpatienten und Kontrollpersonen auf sog. Panikinduktionsmethoden wie Laktatinfusionen oder CO_2-Inhalationen kaum. Unterschiede, die während der gesamten Dauer der Experimente bestehen bleiben, existieren dagegen in den Ausgangsniveaus der subjektiven Angst und Herzfrequenz.
Ad 2: Es zeigen sich keine Hinweise auf einen spezifischen panikauslösenden
Effekt von CO_2 im Gegensatz zu sog. non-spezifischen Stressoren wie etwa dem
Cold Pressor Test. Beide Arten von Stressoren führen zu signifikanten Anstie-
gen der Angst und körperlichen Erregung.

Wie steht es nun mit der dritten Frage: Werden durch Laktat oder CO_2 tatsächlich Panikanfälle ausgelöst?
Die Beurteilung, ob eine Reaktion auf Laktat oder CO_2 als Panikanfall bezeichnet werden kann, wird dadurch erschwert, daß es bisher kein allgemein an-
erkanntes und objektiv feststellbares Kriterium für das Vorhandensein eines Panikanfalls gibt. Dies betrifft sowohl die Frage der Art und Anzahl von Symptomen als auch das genaue Ausmaß von Angst, das z. B. das DSM-III-Kriterium
„intensive Angst oder Furcht" erfüllt. Bereits relativ geringe Veränderungen
der Kriterien bewirken aber deutliche Unterschiede in der Häufigkeit der durch
Laktat oder CO_2 induzierten „Panikanfälle". Abb. 3 illustriert dies am Beispiel
unserer CO_2-Inhalationsstudie (Margraf 1986).
Auch physiologische Maße bieten hier keinen Ausweg. Die Variable, die die
deutlichsten Effekte in Panikinduktionsmethoden zeigt und am besten mit subjektiven Angstmaßen kovariiert, ist die Herzfrequenz. Dennoch kommt es auch
hier im Einzelfall zu drastischen Unterschieden zwischen subjektiven und physiologischen Maßen. Abb. 4 zeigt als Beispiel die Herzfrequenzen der beiden
Patientinnen, die in der Laktatstudie von Ehlers et al. (1986c) den maximalen
Wert im Angst-Rating erreichten.

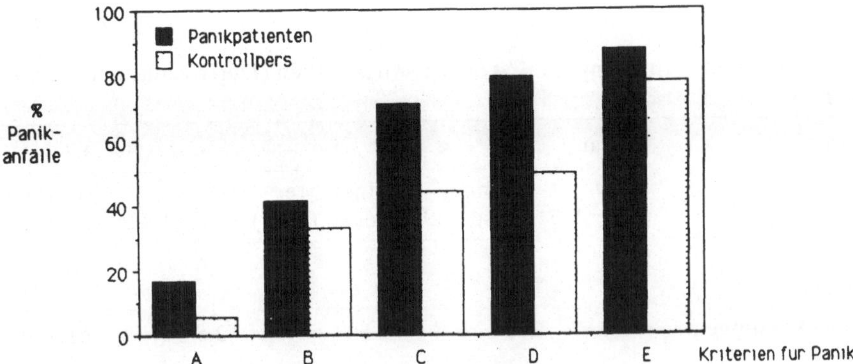

Abb. 3. Die Häufigkeit, mit der Panikanfälle als Reaktion auf CO_2 diagnostiziert werden, hängt von den Kriterien für Panik ab. Die Abbildung zeigt, wieviel Prozent der Patienten *(schwarze Balken)* und Kontrollpersonen *(helle Balken)* die 5 folgenden Kriterien für Panikanfälle erfüllten: Kriterium *A:* Wunsch, die Inhalation zu beenden; *B:* mindestens 4 Punkte Anstieg im Angst-Rating und vier DSM-III-Paniksymptome; *C:* 3 Punkte Angstanstieg und 4 Paniksymptome; *D:* 2 Punkte Angstanstieg und 3 Paniksymptome; *E:* 2 Punkte Angstanstieg

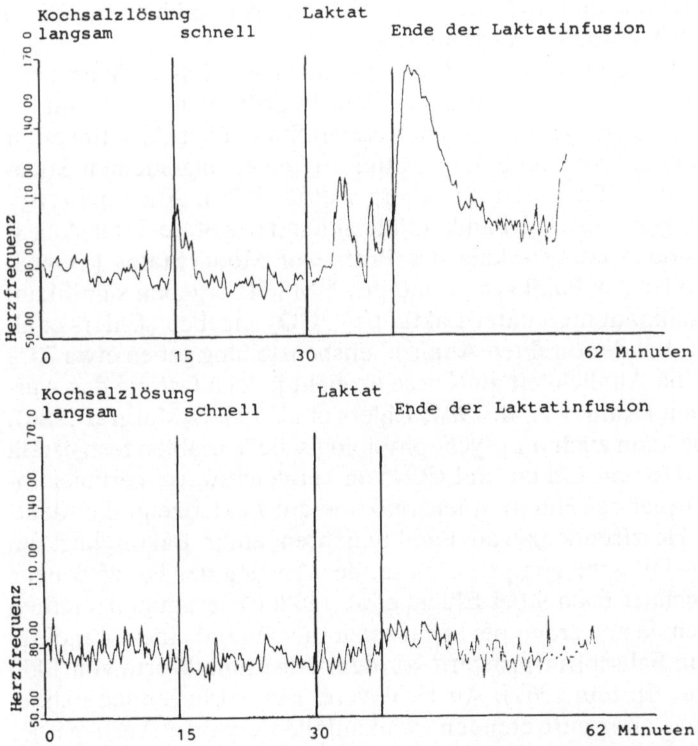

Abb. 4. Herzfrequenz (Schläge pro Minute) der beiden Patientinnen mit der stärksten Angst in der Laktatstudie von Ehlers et al. (1986c). Gezeigt werden die Herzfrequenzen während zwei verschiedener Infusionsraten einer Kochsalzlösung (Plazebo) und während der Laktatinfusion. Der letzte vertikale Strich bezeichnet jeweils den Zeitpunkt, zu dem die Laktatinfusion abgebrochen und auf Kochsalzlösung zurückgeschaltet wurde

Tabelle 2. Maximal erreichte Angst auf Standard-Angstmaßen (Durchschnitte für Panik-patienten)

Angstmaß	Laktat				CO_2
	Kelly et al. (1971)	Rainey et al. (1984)	Lapierre et al. (1984)	Ehlers et al. (1986c)	Margraf (1986)
Angst-Rating (Skala:0–10)	7,9	–	5	6,9	6,6
State-Trait-Angstinventar (Skala: 20–80)	–	54	–	62,5	61,1
Hamilton-Angst-Rating (Skala: 0–56)	–	30	–	–	–

Beide Patientinnen gaben an, einen Panikanfall zu erleben. Dennoch zeigte sich ein deutlicher Herzfrequenzanstieg nur bei einer der beiden Patientinnen. Diese Beispiele lassen es geraten erscheinen, die Auswirkungen sog. Panik-induktionsmethoden auch im Detail zu betrachten. Tabelle 2 zeigt die maximale Angst, die Panikpatienten durchschnittlich erreichten. Aufgeführt sind die 5 Studien, die Standard-Angstmaße verwendeten.

Obwohl substantielle Angst erzeugt wurde, fällt doch auf, daß die Werte ins-gesamt nicht so hoch sind, wie dies i. allg. mit dem Begriff „Panik" verbunden wird. So liegen die Werte auf dem psychometrischen State-Trait-Angstinventar innerhalb einer Standardabweichung vom Mittelwert einer allgemeinen Stich-probe neuropsychiatrischer Patienten (Spielberger et al. 1970). Auch die retro-spektiven Einschätzungen typischer Panikanfälle anhand des State-Trait-Angst-inventars, der „Tension-Anxiety"-Skala des Profile of Mood States (POMS; McNair et al. 1981) oder der Paniksymptome des DMS III ergeben signifikant höhere Werte, als Panikpatienten unter Laktat bzw. CO_2 angeben (Ehlers et al. 1986c; Margraf 1986). Bei der direkten Ähnlichkeitsbeurteilung geben etwa 70% der Panikpatienten eine Ähnlichkeit an. Diese erreicht jedoch fast nie das Aus-maß völliger Gleichheit (Rainey et al. 1984; Ehlers et al. 1986c; Margraf 1986).

In ähnlicher Weise kann auch für psychophysiologische Variablen festgestellt werden, daß die Effekte von Laktat und CO_2 von vergleichsweise geringer In-tensität sind. Das Beispiel der Herzfrequenzreaktion auf Laktat zeigt dies deut-lich. Die maximale Herzfrequenz von Panikpatienten unter Laktat liegt im Durchschnitt bei 100–110 Schlägen pro Minute, der Anstieg der Herzfrequenz bei 20 Schlägen [berechnet nach 9 bei Ehlers et al. (1986b) zusammengefaßten Studien]. Im Vergleich dazu werden bei Schauspielern während eines Monologs oder bei unerfahrenen Fallschirmspringern vor dem Absprung Werte von 145–150 gemessen (Fenz u. Epstein 1967). Auch die vereinzelt vorliegenden Fallbe-richte von spontan im Labor auftretenden Panikanfällen ergaben Anstiege der Herzfrequenz von 38–51 Schlägen (Lader u. Mathews 1970; Cohen et al. 1985). Insgesamt zeigen die Befunde aus Panikinduktionsstudien, daß durch Laktat oder CO_2 auch physiologisch gesehen keine „maximale" Angst erzeugt wird. Daher zogen wir zunächst die vorläufige Schlußfolgerung, daß die Ähnlichkeit der Effekte von Laktat und CO_2 mit Panikanfällen nur begrenzt sei.

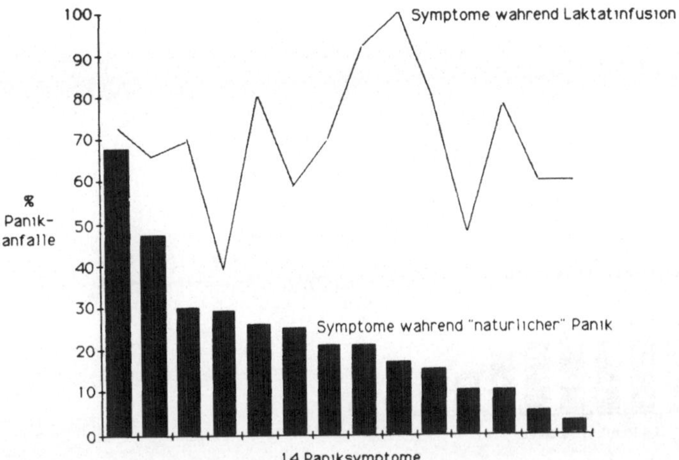

Abb. 5. Durchschnittliches Symptommuster bei 175 Panikanfällen *(schwarze Balken)* in der natürlichen Umgebung (Margraf et al. 1987) und 4 Laktatinfusionsstudien *(Linien-diagramm)*. Gemittelt wurden die Ergebnisse für Panikpatienten aus den Studien von Pitts u. McClure (1967), Fink et al. (1971), Bonn et al. (1973) und Ehlers et al. (1986c), gewichtet nach der Anzahl der Patienten pro Studie. Die 14 Paniksymptome sind (von links nach rechts) Palpitationen (häufigstes Symptom), Benommenheit/Schwindel, Dyspnoe, Übelkeit bzw. Magen-/Darm-Beschwerden, Schwitzen, Schmerz/Unbehagen in der Brust, Furcht verrückt zu werden oder die Kontrolle zu verlieren, Zittern oder Beben, Hitze- oder Kältewallungen, Derealisation/Depersonalisation, Ohnmachtsgefühle, Parästhesien, Erstickungsgefühle, Furcht zu sterben (seltenstes Symptom)

Eine sicherere Beurteilung dieser Frage setzt jedoch voraus, daß uns genaue und systematische Informationen über natürlich auftretende Panikanfälle vorliegen. Beobachtungen spontaner, unprovozierter Panikanfälle im Labor sind sehr selten (Lader u. Mathews 1970; Cohen et al. 1985; Cameron et al. 1985). Aufschlußreicher sind Feldstudien in der natürlichen Umgebung der Patienten. Erste Berichte dieser Art stammen von Taylor et al. (1983, 1986), Freedman et al. (1985) und Harbauer-Raum (1987). Margraf et al. (1987) untersuchten 27 Panikpatienten systematisch mit Hilfe von standardisierten Tagebüchern (je 6 Tage) und tragbaren Mikrocomputern, die die Herzfrequenz und körperliche Aktivität aufzeichneten (je 3 Tage). Mit Überraschung stellten wir fest, daß die durchschnittliche Angst während der 175 dabei registrierten Panikanfälle 5,6 auf einer Skala von 0–10 betrug. Herzfrequenzanstiege von durchschnittlich 10 Schlägen/min wurden nur während situationaler Panikanfälle (Anfälle, die in phobischen Situationen auftreten), nicht jedoch bei spontanen Anfällen beobachtet. Von daher erscheinen die Effekte von Laktat oder CO_2 durchaus vergleichbar mit einem „durchschnittlichen" natürlich auftretenden Panikanfall. Hingegen zeigen sich beim Vergleich des Musters der Paniksymptome klare Unterschiede. Zwar tritt sowohl bei „natürlichen" Panikanfällen als auch bei den Reaktionen auf Laktat oder CO_2 eine ähnliche Gruppe von Symptomen auf. Die Muster der Symptome sind jedoch deutlich verschieden, was in einer geringen Rangkorrelation von weniger als 0,10 zum Ausdruck kommt. Abb. 5

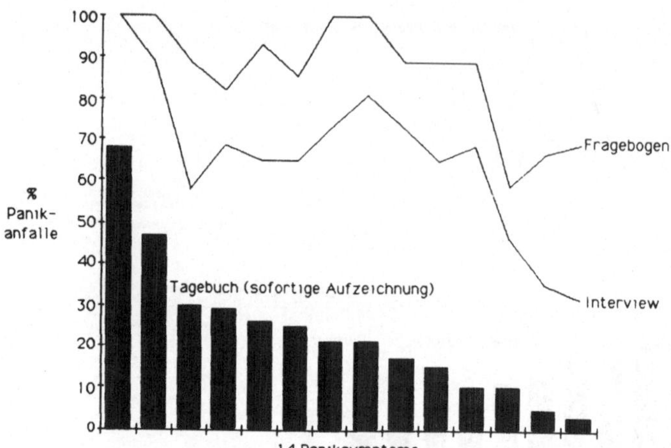

Abb. 6. Mögliche retrospektive Verzerrung bei der Beschreibung von Panikanfällen. Die schwarzen Balken geben die relative Häufigkeit an, mit der 14 DSM-III-Paniksymptome bei 175 natürlich auftretenden Panikanfällen berichtet wurden. Die beiden Liniendiagramme zeigen die Häufigkeiten, die sich bei zwei retrospektiven Erhebungsmethoden ergeben. Die Symptome sind in der gleichen Reihenfolge wie in Abb. 5 angegeben

stellt die mittleren Symptommuster der von Margraf et al. (1987) registrierten 175 natürlich auftretenden Panikanfälle und von 4 Laktatstudien gegenüber.

Weiterhin ist in diesem Zusammenhang von Interesse, daß Patienten in der Studie von Margraf et al. (1987) eine deutliche Tendenz zur retrospektiven Verzerrung bei der Beschreibung von Panikanfällen zeigten.

Abb. 6 zeigt die Häufigkeit, mit der 14 Paniksymptome bei den simultan registrierten 175 Panikanfällen und bei retrospektiver Erhebung berichtet wurden. Die Tagebucheintragungen wurden von den Patienten jeweils sofort nach dem Auftreten eines Panikanfalls vorgenommen. Zusätzlich wurden dieselben Symptome noch einmal retrospektiv mit Hilfe eines Fragebogens und eines strukturierten Interviews erhoben. Dabei zeigten sich hochsignifikante Unterschiede zwischen simultanen und retrospektiven Berichten (Wilcoxon-Tests; Tagebuch vs. Interview: $z = 3,296$, $p < 0,001$; Tagebuch vs. Fragebogen: $z = 3.297$, $p < 0,001$). Rückblickend erscheinen den Patienten ihre Panikanfälle also bedeutend schwerer als zum Zeitpunkt ihres Auftretens.

Berücksichtigt man die Daten aus den Feldstudien, so kann nun auf die dritte eingangs gestellte Frage folgende Antwort gegeben werden: Die Reaktionen auf Laktat oder CO_2 zeigen eine akzeptable Ähnlichkeit, wenn auch nicht eine völlige Identität, mit natürlich auftretenden Panikanfällen. Allerdings scheint es, daß diese Anfälle im Durchschnitt nur von mittlerer Intensität sind, d. h. nicht mit so starker Angst verbunden sind, wie dies allgemein mit dem Begriff Panik verbunden wird. Aus diesem Grund könnte es zumindest im deutschen Sprachraum zutreffender sein, von Angstanfällen anstatt „Panik"-Anfällen zu sprechen. Bereits Freud (1895) hatte ja die Bezeichnung Angstanfall für ein seiner Ansicht nach typisches Merkmal vieler Angstneurotiker gewählt.

Abschließend soll noch einmal betont werden, daß unsere Daten es fragwürdig erscheinen lassen, ob Panikpatienten und Kontrollpersonen qualitativ verschiedene Reaktionen auf Panikinduktion mit Laktat oder CO_2 aufweisen. Darüber hinaus bewirken auch „non-spezifische" Stressoren Angst- und Erregungsanstiege von vergleichbarer Stärke. Daher kann vorerst nicht von einem spezifischen panikauslösenden Effekt von CO_2 und vermutlich auch Laktat ausgegangen werden. Unserer Auffassung nach können die hier angesprochenen Fragen am günstigsten mit einer Kombination von Labor- und Feldstudien untersucht werden. Dabei fehlen vor allem noch groß angelegte Studien an Panikanfällen in der natürlichen Umgebung der Betroffenen. Insgesamt erscheint die verstärkte Beachtung von Angstanfällen jedoch trotz ihrer kontroversen Ätiologie als ein positiver Schritt, da inzwischen erfolgreiche Methoden zur Behandlung dieser Störung vorliegen (vgl. Pöldinger u. Zapotoczky in diesem Band sowie Margraf u. Ehlers 1986).

Diskussion

Albus: Haben Sie bei Ihren Untersuchungen mit CO_2-Angstprovokation Panikattacken oder Angstanfälle bei Ihren Patienten gesehen?

Margraf: Das hängt ganz vom Kriterium ab, das man wählt. Es gibt in der Literatur ja ganz unterschiedliche Vorgehensweisen. Bei einer Gruppe von 24 Patienten haben wir einmal die verschiedenen Methoden verglichen, und je nach Kriterium schwankte die Anzahl der als „Panikattacken" gewerteten Angstepisoden zwischen 4 und 21 (von 24). Dies spiegelt einen trivialen Punkt wider: Wir haben es hier in Wirklichkeit mit einem Kontinuum zu tun, das lediglich durch die Wahl eines bestimmten Kriteriums in eine Dichotomie verwandelt wird. Für praktische Zwecke kann das Ganze sinnvoll sein, bei wissenschaftlichen Untersuchungen verliert man durch die Dichotomisierung aber immer Informationen. Geht man unabhängig von dem, was man messen kann, lediglich davon aus, was man als beteiligter Untersucher beobachten kann, so muß ich sagen, daß ich nur bei einem von 40 Patienten einen Zustand beobachtet habe, den auch ein Außenstehender als intensive, extreme, panikartige Angst erkennt. Die Patienten selbst sehen das oft anders: obwohl sie ganz ruhig dasitzen und nichts sagen, erzählen sie nachher, daß sie soeben einen schweren Angstanfall hatten.

Benkert: Die Ergebnisse von Provokationsstudien hängen zum großen Teil von der angewandten Methode ab. Zum Beispiel infundieren wir, ohne den Patienten vorher zu informieren, daß möglicherweise eine Angstattacke auftreten könnte. Dadurch erhalten wir wahrscheinlich objektivere Ergebnisse. Andererseits brechen wir die Infusion ab, sobald wir das Symptombild einer beginnenden Panikattacke beobachten. Generell möchte ich davor warnen, bei Untersuchung der biologischen Korrelate von Panikattacken in einen ähnlichen Fehler zu verfallen wie beim Dexamethason-Hemmtest. Auch dort hatte man anfangs positive Hinweise, daß der DST möglicherweise ein biologischer Test für Depressionen sein könnte (ähnlich wie jetzt die Laktatprovokation bei Panikattacken), dann kam aber die negative Gegenwelle (in der Sie sich jetzt anscheinend befinden). Wir haben z. B. andere Ergebnisse und finden Unterschiede zwischen depressiven Patienten, solchen mit Panikattacken und solchen mit Depressionen und Panikattacken.

Margraf: Ich kann Ihnen nur zustimmen, daß es sehr wichtig ist, genauer zu analysieren, wo die unterschiedlichen Ergebnisse in den verschiedenen Labors herkommen. Natürlich bestimmt das experimentelle Vorgehen zum Teil, in welche Richtung die Ergebnisse laufen. Wenn man den Patienten vorher nicht informiert, was möglicherweise passieren kann, so hat man die klassische Kombination von Unkontrollierbarkeit und Unvorhersagbarkeit, die für sich alleine genommen schon Angst induziert. Wir haben die Untersuchungen in den USA gemacht, wo wir informieren müssen, was im schlimmsten Fall passieren kann. Auch andere prozedurale Unterschiede sind sicher relevant. Der zweite Punkt: Abbrechen oder nicht abbrechen. Unsere Ergebnisse sind mit denen der ersten Studien, in denen die Infusion 20 min weiterlief, ohne abgebrochen zu werden, durchaus vergleichbar. Es gibt übrigens interessante Einzelfallberichte, in denen das CO_2 weiter gegeben wurde und die Angst trotzdem abnahm.

Muthny: Vergegenwärtigt man sich, wie schwierig es in der bisherigen Geschichte der Psychophysiologie war, spezifische körperliche Reaktionsmuster für deutlich unterscheidbare Emotionen wie z. B. Angst und Zorn zu finden, dann wird einem deutlich, wie schwer es sein muß, Unterschiede zwischen spontaner und provozierter Angst bzw. unterschiedliche Reaktionen bei verschiedenen Patientengruppen nachweisen zu wollen. Wenn — wie im vorliegenden Fall — deutliche Niveauunterschiede zwischen den Gruppen bestehen, dann wird durch die Ausgangswertabhängigkeit vieler physiologischer Reaktionen die Interpretation von Reaktionswerten besonders problematisch.

Katschnig: Da die durchschnittliche Pulserhöhung bei Ihrer Stichprobe nicht so dramatisch war, wie man dies bei echten Panikattacken vermuten könnte, bietet sich die Frage an, ob es vielleicht Subtypen in Ihrer Stichprobe gibt, die mit unterschiedlichen vegetativen Systemen reagieren.

Margraf (zusammenfassend): Die Herzfrequenz ist diejenige physiologische Variable gewesen, die die überzeugendsten Resultate gebracht hat, auch bezüglich der Korrelation zum subjektiven Erleben. Trotzdem sind die Unterschiede sehr groß: von den beiden Patientinnen mit dem größten subjektiven Angstanstieg hatte eine einen konkomitierenden Pulsratenanstieg auf 170 Schläge pro Minute, die andere zeigte überhaupt keinen Anstieg. Wir haben Post-hoc-Analysen mit Subgruppierungen aufgrund der vorherrschenden Symptomatik gemacht, dabei aber keine berichtenswerten Ergebnisse erhalten. Eine gerade erschienene holländische Studie kann belegen, daß Attribuierungseffekte eine große Rolle spielen: Sagt man normalen Probanden, die ihnen verabreichte Substanz sei das „biologische Substrat" für Panik, erleben sie Angstanfälle, die denen von Patienten vergleichbar sind. Sagt man ihnen hingegen, sie erhielten das biologische Substrat von „pleasant excitement" (dem Betrachten eines spannenden Krimis vergleichbar), dann erleben diese Probanden die ganze Prozedur zwar nicht angenehm, haben aber keinen Angstanstieg.

Heimann: Das entspricht ja den Schachterschen Experimenten.

Margraf: Nur teilweise. Schachter würde behaupten, man kann aus einer physiologischen Erregung jedes beliebige Gefühl machen. Das stimmt nicht: Man kann Laktat nicht angenehm machen, aber man kann mit entsprechenden Instruktionen die Angst wegnehmen.

Literatur

Bonn J, Harrison J, Rees W (1973) Lactate infusion in the treatment of „free-floating anxiety". Can Psychiatr Assoc J 18:41–45

Cameron OG, Lee MA, Curtis GC, McCann DS (1985) Psychobiologic changes during spontaneous panic. Vortrag auf dem 138. Kongreß der American Psychiatric Association, Dallas, Texas

Carr DB, Sheehan DV (1984) Evidence that panic disorder has a metabolic cause. In: Ballenger JC (ed) Biology of agoraphobia. APA Press, Washington

Cohen AS, Barlow DH, Blanchard EB (1985) Psychophysiology of relaxation-associated panic attacks. J Abnor Psychol 94:96–101

Ehlers A, Margraf J, Roth WT (1986a) Panik und Angst: Theorie und Forschung zu einer neuen Klassifikation der Angststörungen. Z Klin Psychol 15:281–302

Ehlers A, Margraf J, Roth WT (1986b) Experimental induction of panic attacks. In: Hand I, Wittchen H-U (eds) Panic and phobias. Springer, Berlin Heidelberg New York Tokyo

Ehlers A, Margraf J, Roth WT et al. (1986c) Lactate infusions and panic attacks: Do patients and controls respond differently? Psychiat Res 17:295–308

Ehlers A, Margraf J, Roth WT (1987) Interaction of expectancy and physiological stressors in a laboratory model of panic. In: Hellhammer D, Florin I, Weiner H (eds) Neuronal control of bodily function – Basic and clinical aspects, Vol II. Hogrefe, Göttingen

Fenz WD, Epstein S (1967) Gradients of physiological arousal of experienced and novice parachutists as a function of an approaching jump. Psychosom Med 29:33–51

Fink M, Taylor M, Volavka J (1971) Anxiety precipitated by lactate. N Engl J Med 289:1429

Freedman DX, Glass RM (1984) Psychiatry. J Am Med Assoc 252:2223–2228

Freedman RR, Ianni P, Ettedgui E, Puthezhath N (1985) Ambulatory monitoring of panic disorder. Arch Gen Psychiatry 42:244–248

Freud S (1895) Über die Berechtigung von der Neurasthenie einen bestimmten Symptomenkomplex als „Angstneurose" abzutrennen. Neurologisches Zentralblatt 2. Auch in: Freud S (1952) Gesammelte Werke, Bd I. London, Imago

Fyer AJ, Liebowitz MR, Gorman JM, Davies SO, Klein DF (1985) Lactate vulnerability of remitted panic patients. Psychiat Res 14:143–147

Gorman JM, Askanazi J, Liebowitz MR et al. (1984) Response to hyperventilation in a group of patients with panic disorder. Am J Psychiatry 141:857–861

Harbauer-Raum U (1987) Wahrnehmung von Herzschlag und Arrhythmien – Eine Labor-Feldstudie an Patienten mit Herzphobie. In: Nutzinger DO, Pfersman D, Welan T, Zapotoczky H-G (eds) Herzphobie. Enke, Stuttgart

Kelly D, Mitchell-Heggs N, Sherman D (1971) Anxiety and the effects of sodium lactate assessed clinically and physiologically. Br J Psychiatry 119:129

Klein DF (1981) Anxiety reconceptualized. In: Klein DF, Rabkin J (eds) Anxicty: New research and changing concepts. Raven Press, New York

Lader M, Mathews AM (1970) Physiological changes during spontaneous panic attacks. J Psychosom Res 14:377–380

Lapierre YD, Knott VJ, Gray R (1984) Psychophysiological correlates of sodium lactate. Psychopharmacol Bull 20:50–57

Levin A, Liebowitz MR, Fyer AJ, Gorman JM, Klein DF (1984) Lactate induction of panic: Hypothesized mechanisms and recent findings. In: Ballenger JC (ed) Biology of agoraphobia. APA Press, Washington

Margraf J (1986) Psychophysiological studies of panic attacks. Unveröffentlichte Dissertation, Tübingen

Margraf J, Ehlers A (1986) Erkennung und Behandlung von akuten Angstanfällen. In: Brengelmann JC, Bühringer G (eds) Therapieforschung für die Praxis, (Bd 6). Röttger, München

Margraf J, Ehlers A, Roth WT (1986) Sodium lactate infusions and panic attacks: A review and critique. Psychosom Med 48:23–51

Margraf J, Taylor CB, Ehlers A, Roth WT, Agras WS (1987) Panic attacks in the natural environment. J Nerv Ment Dis 175

McNair DM, Lorr M, Droppleman LF (1981) Profile of mood states. Edits, San Diego

Pitts F, McClure J (1967) Lactate metabolism in anxiety neurosis. N Engl J Med 277: 1329–1336

Rainey JM, Pohl RB, Williams M, Knitter E, Freedman RR, Ettedgui E (1984) A comparison of lactate and isoproterenol anxiety states. Psychopathology 17 [Suppl]:74–82

Spielberger CD, Gorsuch RL, Lushene RE (1970) State-trait anxiety inventory. Consulting Psychologists Press, Palo Alto

Taylor CB, Telch MJ, Havvik D (1983) Ambulatory heart rate changes during panic attacks. J Psychiat Res 17:261–266

Taylor CB, Sheikh J, Agras WS et al. (1986) Ambulatory heart rate changes during panic attacks. Am J Psychiatry 143:478–482

Physiologische Angstsymptome
und ihre kognitive Attribuierung

M. Albus, T. Zahn, A. Breier und T. Uhde

Einleitung

Innerhalb der letzten Jahre traten Angsterkrankungen zunehmend mehr in den Mittelpunkt psychiatrischer Klassifikationen, psychophysiologischer Untersuchungen sowie therapeutischer Interventionen. Dies wiederum führte zu zunehmender Beschäftigung mit plötzlich auftretenden Angstanfällen, Panikattacken, die qualitativ different von generalisierter Angst sind. Diese Panikattacken sind vor allem von körperlichen Symptomen wie Herzjagen, Atemnot, Hyperventilation, Schwindelgefühl und vermehrtem Schwitzen begleitet. Panikattacken bieten im Gegensatz zu generalisierter Angst den Vorteil, daß sie einen umschriebenen Symptomkomplex darstellen, der zeitlich begrenzt ist, darüber hinaus durch physiologische oder pharmakologische Provokationsmethoden hervorgerufen werden können, und somit biologischen Modellcharakter aufweisen.

Untersuchungen zur Provokation von Panikattacken legen den Schluß nahe, daß bestimmte pharmakologisch oder physiologisch hervorgerufene Veränderungen eine direkte panikinduzierende Wirkung haben. Laktatinfusionen (Liebowitz et al. 1984), Koffein (Charney et al. 1985), Isoproterenol (Rainey et al. 1984), Yohimbin (Charney et al. 1984) werden als effektive Provokationsmethoden angesehen, die bei Angstpatienten in der Lage sind, Panikattacken hervorzurufen, jedoch nicht bei gesunden Kontrollpersonen.

Andere Autoren hingegen (Clark u. Hensley 1982; van den Hout u. Griez 1982) konnten zeigen, daß sowohl Hyperventilation als auch CO_2-Inhalation in Abhängigkeit von Erwartungshaltung und Lerngeschichte bei gesunden Probanden mehr oder weniger massiv ausgeprägte Effekte hervorrufen. Diese Befunde weisen darauf hin, daß Stimuli, die bei Patienten Panikgefühlen Vorschub leisten, möglicherweise nur dann Panik provozieren, wenn jene körperlichen Empfindungen, die durch sie hervorgerufen werden, entsprechend interpretiert, d. h. kognitiv attribuiert werden. In dieselbe Richtung weisen die Befunde von Hibbert (1984) und Ley (1985), die belegen konnten, daß Patienten, die an Angstanfällen leiden, wesentlich häufiger als solche ohne derartige Panikattacken sich mit Antizipation von Krankheit, Tod oder Kontrollverlust befaßten, ebenso, daß Patienten mit Panikattacken häufig berichten, daß Veränderungen von körperlichen Funktionen am Beginn eines Angstanfalles stehen.

Auf Grund der vorliegenden Befunde stellt sich nun die Frage, welche Bedeutung induzierten körperlichen Veränderungen bzw. der kognitiven Attribuierung dieser wahrgenommenen körperlichen Veränderungen zukommt. Um dies zu überprüfen, führten wir einen Provokationsversuch mit Yohimbin, einem relativ selektiven α_2-adrenergen Antagonisten (Anden et al. 1982) durch.

Methodik

Folgende 3 Gruppen wurden untersucht: 12 gesunde Kontrollpersonen (Durchschnittsalter 36 Jahre); 7 seit mindestens 4 Wochen medikamentenfreie Angstpatienten (4 Patienten mit „panic disorder", 3 Patienten mit Agoraphobie mit Panikattacken); 7 Angstpatienten unter Alprazolammedikation (3 Patienten mit „panic disorder", 4 mit Agoraphobie mit Panikattacken). Diese Patienten waren seit mindestens 2 Wochen unter konstanter Alprazolammedikation (Dosis zwischen 1,5 und 3 mg).

Alle Versuchspersonen bzw. Patienten nahmen an 2 Testtagen teil, an denen sie randomisiert entweder 4 Plazebotabletten oder 4mal 5 mg Yohimbin am 1. bzw. 2. Testtag erhielten. Die Zeitdauer zwischen den beiden Testtagen betrug 3–4 Wochen, um Adaptationseffekte möglichst gering zu halten. Beginn der Untersuchung war um 8.45 Uhr. Die physiologischen Parameter (Herzfrequenz sowie elektrodermale Aktivität) wurden während der Ruhebedingungen vor Medikamenteneinnahme sowie während des Stressors Kopfrechnen (Subtraktion von $500-7$ bzw. $1000-13$) abgeleitet, ebenso unter denselben Situationsbedingungen 90 min nach Yohimbin- bzw. Plazeboeinnahme. Eine visuelle Analogskala, bei denen die Versuchspersonen auf einer 100-mm-Skala mit einem Strich markierten, wie sie sich zum jeweiligen Zeitpunkt fühlten (Panikgefühle, Angst), wurde während der Ruhebedingungen vor bzw. nach Tabletteneinnahme sowie nach der Kopfrechenaufgabe gegeben. Die physiologischen Parameter wurden mit einem GRASS-Polygraphen registriert, anschließend mit einem PDPL/10-Computer digitalisiert. Elektrodermale Aktivität wurde von den Endgliedern der Mittel- und Ringfinger beider Hände abgeleitet, das Signal mit einem GRASS-DT-Vorverstärker gekoppelt. Die Herzfrequenz wurde mittels eines GRASS-Tachographen von einem EKG-Signal registriert. Alle physiologischen Daten wurden digitalisiert und analoggespeichert. Die elektrodermalen Variablen waren Hautleitreaktion, Mittelwert der Amplituden, Hautleitwert. Bei der Herzfrequenz wurden Mittelwerte und Variabilität (mittlere Differenz zwischen maximaler und minimaler Herzfrequenz für jede 10-s-Periode) berechnet.

Die Daten wurden mittels SAS und BMDP analysiert. Die Yohimbineffekte wurden initial mit einer Varianzanalyse mit Meßwiederholung berechnet, ebenso wurden Post-hoc-t-Tests durchgeführt.

Ergebnisse

Physiologische Parameter

Standardabweichung der Herzfrequenz als Variabilitätsmaß (Tabelle 1)

Es ergab sich ein signifikanter Yohimbineffekt in allen 3 Gruppen ($p = 0,05$), d. h., Yohimbinapplikation induziert eine höhere Variabilität der Herzfrequenz. Des weiteren ergab sich ein signifikanter Situationseffekt ($p = 0,01$), bedingt

Tabelle 1. Mittelwert und Differenzwert der Standardabweichung der Herzfrequenz für Ruhe 1, Rechnen 1 (= vor Yohimbin- bzw. Plazebogabe) sowie Ruhe 2, Rechnen 2 (= 90 bzw. 95 min nach Yohimbin- bzw. Plazebogabe) bei Kontrollen, unbehandelten Patienten und Patienten unter Alprazolam

	Kontrollen		Unbehandelte Patienten		Alprazolam-Patienten	
	Yohimbin	Plazebo	Yohimbin	Plazebo	Yohimbin	Plazebo
Ruhe 1	2,85	3,77	3,34	4,22	2,72	4,08
Ruhe 2	5,56	3,56	5,52	3,73	4,83	3,45
Diff. Ruhe 2 – 1	2,71	−0,21	2,18	−0,49	2,11	−0,63
Rechnen 1	4,29	4,21	6,05	6,64	3,69	4,24
Rechnen 2	4,73	4,11	6,47	5,86	4,37	3,62
Diff. Rechnen 2 – 1	0,44	−0,10	0,42	−0,78	0,68	−0,62

durch die Variabilitätszunahme der Herzfrequenz während der Kopfrechensituation. Hinsichtlich der 3 untersuchten Gruppen ergab sich kein signifikanter Unterschied.

Hautleitreaktionsamplitude (Tabelle 2)

Tabelle 2. Mittelwert und Differenzwert der Hautleitreaktionsamplitude für Ruhe 1, Rechnen 1 (= vor Yohimbin- bzw. Plazebogabe) sowie Ruhe 2, Rechnen 2 (= 90 bzw. 95 min nach Yohimbin- bzw. Plazebogabe) bei Kontrollen, unbehandelten Patienten und Patienten unter Alprazolam

	Kontrollen		Unbehandelte Patienten		Alprazolam-Patienten	
	Yohimbin	Plazebo	Yohimbin	Plazebo	Yohimbin	Plazebo
Ruhe 1	0,36	0,34	0,36	0,35	0,30	0,20
Ruhe 2	0,26	0,28	0,28	0,26	0,21	0,16
Diff. Ruhe 2 – 1	−0,10	−0,06	−0,08	−0,09	−0,09	−0,04
Rechnen 1	0,35	0,40	0,31	0,35	0,31	0,28
Rechnen 2	0,23	0,27	0,22	0,26	0,21	0,19
Diff. Rechnen 2 – 1	−0,12	−0,13	−0,09	−0,09	−0,10	−0,09

Die Varianzanalyse ergab lediglich einen signifikanten Zeiteffekt ($p = 0,001$), der eine Adaptation im Versuchsverlauf widerspiegelt. Für diese Variable zeigte sich weder ein signifikanter Yohimbineffekt noch zeigten sich Unterschiede zwischen den Gruppen.

                                      M. Albus et al.

Subjektive Beurteilung

Panikgefühle (Tabelle 3)

Tabelle 3. Mittelwert und Differenzwert für die Analogskala „Panikgefühle" für Ruhe 1, Rechnen 1 (= vor Yohimbin- bzw. Plazebogabe) sowie Ruhe 2, Rechnen 2 (= 90 bzw. 95 min nach Yohimbin- bzw. Plazebogabe) bei Kontrollen, unbehandelten Patienten und Patienten unter Alprazolam

	Kontrollen		Unbehandelte Patienten		Alprazolam-Patienten	
	Yohimbin	Plazebo	Yohimbin	Plazebo	Yohimbin	Plazebo
Ruhe 1	5	2,83	23,35	30,6	11,05	20,8
Ruhe 2	9,25	18,55	34,1	16,5	34,45	15,5
Diff. Ruhe 2 – 1	4,25	6,75	10,75	– 14,1	23,40	—5,3
Rechnen 1	21,7	9,58	25,8	34,85	12,41	28,2
Rechnen 2	19,33	18,65	40,0	33,05	41	30,95
Diff. Rechnen 2 – 1	--2,37	0,10	14,2	—1,8	28,55	2,70

Die ANOVA ergab einen signifikanten Yohimbineffekt ($p = 0,02$), einen signifikanten Situationseffekt ($p = 0,01$), eine signifikante Wechselwirkung Medikament·Zeit ($p = 0,002$), eine signifikante Wechselwirkung Medikament·Zeit ·Gruppe ($p = 0,01$). Diese Wechselwirkungen zeigen, daß bei Patienten eine signifikante Zunahme der Panikgefühle nach Yohimbinapplikation zu verzeichnen war bzw. eine Abnahme nach Plazeboapplikation, Kontrollen hingegen bei beiden Bedingungen eine leichte Zunahme nach Tabletteneinnahme zeigten. Ebenso ergab sich eine signifikante Zunahme nach der Kopfrechnensituation in allen Gruppen.

Angst (Tabelle 4)

Tabelle 4. Mittelwert und Differenzwert für die Analogskala „Angst" für Ruhe 1, Rechnen 1 (= vor Yohimbin- bzw. Plazebogabe) sowie Ruhe 2, Rechnen 2 (= 90 bzw. 95 min nach Yohimbin- bzw. Plazebogabe) bei Kontrollen, unbehandelten Patienten und Patienten unter Alprazolam

	Kontrollen		Unbehandelte Patienten		Alprazolam-Patienten	
	Yohimbin	Plazebo	Yohimbin	Plazebo	Yohimbin	Plazebo
Ruhe 1	8,33	7,08	33,6	45,55	27,55	28,8
Ruhe 2	10,42	10,16	40,7	27,90	38,3	19,35
Diff. Ruhe 2 – 1	2,09	3,08	7,1	– 17,65	10,7	—9,45
Rechnen 1	20,66	25,16	30,78	48,90	36,00	38,8
Rechnen 2	18,58	21,33	41,75	36,20	50,3	32,95
Diff. Rechnen 2 – 1	--2,08	—3,83	10,97	– 12,7	14,3	—5,85

Die ANOVA ergab einen signifikanten Gruppenunterschied ($p = 0{,}05$), eine signifikante Wechselwirkung Medikament·Zeit ($p = 0{,}002$), des weiteren eine signifikante Wechselwirkung Medikament·Zeit·Gruppe ($p = 0{,}05$) und einen signifikanten Situationseffekt ($p = 0{,}001$). Die Patienten zeigten signifikant höhere Angstgefühle, eine signifikant größere Zunahme dieser Angstgefühle nach Yohimbinapplikation, eine Abnahme nach Plazeboeinnahme im Vergleich zu Kontrollen. Die Kopfrechnensituation führte zu einer signifikanten Zunahme in allen 3 Gruppen.

Zusammenfassung

In Übereinstimmung mit den Befunden von Charney et al. (1984), konnten wir nach Yohimbinapplikation eine signifikante Zunahme von Angst- und Panikgefühlen bei Angstpatienten im Gegensatz zu gesunden Kontrollen nachweisen. Hingegen konnten wir das bei anderen Provokationsuntersuchungen berichtete Auftreten von Panikattacken bei Angstpatienten (Liebowitz 1984; Charney et al. 1985; Rainey et al. 1984) nicht replizieren. Da bei den von Charney et al. (1984) untersuchten Patienten ebenfalls keine Panikattacken nach Applikation der identischen Yohimbindosis aufgetreten waren, ist eine Yohimbindosis von 20 mg per os wahrscheinlich nicht ausreichend, um Panikattacken zu provozieren. Darüber hinaus jedoch legen die Befunde von Charney et al. (1984), die eine stärkere Zunahme von Angst- bzw. Panikgefühlen bei Patienten mit häufigeren Panikattacken im Vergleich zu Patienten mit einer geringeren Frequenz von Panikattacken fanden, sowie unsere Ergebnisse eine andere Interpretation nahe: In beiden Untersuchungen zeigten sich gleich stark ausgeprägte Yohimbineffekte auf das kardiovaskuläre System sowohl bei Angstpatienten als auch bei Kontrollen. Schließlich ergaben unsere Untersuchungen bei allen 3 Gruppen keinen signifikanten Yohimbineffekt auf die phasische elektrodermale Aktivität. Somit werden vergleichbare Yohimbineffekte auf das autonome Nervensystem von Patienten und gesunden Kontrollen unterschiedlich attribuiert. Unter Berücksichtigung der Arbeiten von Clark u. Hensley (1982) und van den Hout u. Griez (1982) ist die unterschiedliche Attribuierung dadurch zu erklären, daß Patienten auf Grund ihrer Vorerfahrung mit körperlichen Reaktionen bei Angstanfällen pharmakologisch induzierte ähnliche somatische Veränderungen wesentlich ausgeprägter mit Angst- und Panikgefühlen verknüpfen als gesunde Kontrollpersonen ohne derartige Vorerfahrungen. Unsere Befunde lassen den Schluß zu, daß Erwartungshaltung und Lerngeschichte des Individuums entscheidend die subjektive Bewertung von Körperreaktionen beeinflußt. Aufgrund dieser Ergebnisse sind auch die oben zitierten Provokationsstudien unter einem in diesem Zusammenhang bisher vernachlässigten Aspekt neu zu diskutieren, nämlich der Bedeutung kognitiver Faktoren bei der Bewertung somatischer Veränderungen. Weitere Untersuchungen sind nötig, um diese Faktoren detaillierter zu erfassen und um sie im weiteren in ein umfassenderes Therapiekonzept für Patienten mit Panikattacken zu integrieren.

Diskussion

Müller: Habe ich das recht verstanden, daß die medikamentöse Therapie die Reaktionen insgesamt kaum verändert hat?

Albus: Das kann man so sehen.

Heimann: Wie erklären Sie sich die Abnahme der Angst bei der zweiten Messung in der Plazebogruppe?

Albus: Das läßt sich sicher als Wiederholungseffekt interpretieren: In der ersten Untersuchung ist eine höhere Erwartungsangst vorhanden, die bei der zweiten Untersuchung wegfällt.

Böker: Kann man denn Ihre Interpretationen noch dahingehend erweitern, daß man sagt, der „erfahrene" Patient hat gelernt, die physiologischen Ereignisse im Körperinneren, also Pulsbeschleunigung oder Blutdruckerhöhung, als „Angst" zu interpretieren?

Albus: Dies ist sicher zu einem Teil der Fall, und auch der Krankheitsverlauf vieler Patienten spricht dafür, daß solche Attribuierungsphänomene vorkommen. Es gibt auch Therapieansätze, die von „Umattribuierungen" ausgehen.

Margraf: Zu der Frage von Herrn Böker kann ich ergänzen: Wir haben 25 Panikpatienten und gleich vielen normalen Kontrollpersonen eine falsche Rückmeldung ihrer Herzfrequenz im Sinne einer Beschleunigung vorgespielt. Die Panikpatienten reagierten darauf mit Angst und einer Steigerung ihrer realen Herzfrequenz und ihres Blutdrucks. Beides war bei Gesunden nicht der Fall.

Literatur

Anden NE, Pauksen SK, Svenson K (1982) Selective blockade of brain alpha$_2$-autoreceptors by yohimbine: Effects on motor activity and on turnover of noradrenaline and dopamine. J Neural Transmission 55:11

Charney DS, Heninger GR, Breier A (1984) Noradrenergic function in panic anxiety: Effects of yohimbine in healthy subjects and patients with agoraphobia and panic disorder. Arch Gen Psychiatry 41:751–763

Charney DS, Heninger GR, Jatlow PI (1985) Increased anxiogenic affects of caffeine in panic disorders. Arch Gen Psychiatry 42:233–243

Clark DM, Hensley DR (1982) The effects of hyperventilation: Individual variability and its relation to personality. J Behav Ther Exp Psychiatry 13:41–47

Hibbert GA (1984) Ideational components of anxiety: their origin and content. Br J Psychiatry 144:618–624

Hout MA van den, Griez E (1982) Cognitive factors in carbon dioxide therapy. J Psychosom Res 26:209–214

Ley R (1985) Agoraphobia, the panic attack and the hyperventilation syndrome. Behav Res Ther 23:79–82

Liebowitz MR, Fyer AJ, Gorman JM et al. (1984) Lactate provocation of panic attacks: I. Clinical and behavioral findings. Arch Gen Psychiatry 41:764–770

Rainey JM, Pohl RB, Williams M, Knitter E, Freedman RR, Ettedgui E (1984) A comparison of lactate and isoproterenol anxiety states. Psychopathology 17 [Suppl 1]:74–82

Untersuchungen zur Interaktion adrenerger Rezeptoren an Blutzellen und der Plasmakatecholamine bei Patienten mit Angstsyndromen

B. Bondy, M. Ackenheil, M. Albus und M. Fröhler

Einleitung

Aufgrund der Ergebnisse tierexperimenteller und klinischer Untersuchungen wird eine gestörte Funktion adrenerger Neurone mit der Pathogenese von Angstsyndromen in Beziehung gebracht (Redmond 1979; Charney u. Heninger 1986). Unter anderem wurde gezeigt, daß eine erhöhte Aktivität noradrenerger Neurone des Locus coeruleus angstähnliche Symptome hervorrufen kann (Charney et al. 1981), während eine verminderte Aktivität dieses Systems den gegenteiligen Effekt hat (Aghajanian 1978). Da viele autonome Begleiterscheinungen akuter Panikattacken, wie z.B. die Veränderung der Herz- und Atemfunktion sowie der Schweißdrüsensekretion durch plötzliche massive Stimulierung β-adrenerger Rezeptoren erklärt werden können, wurde immer wieder auch eine Überempfindlichkeit des β-adrenergen Systems diskutiert. Diese Hypothese der β-adrenergen Überempfindlichkeit wurde zusätzlich noch durch die pharmakologische Beeinflußbarkeit der Angstsymptomatik bekräftigt. So zeigten sich β-Rezeptorantagonisten, die die Rezeptoren blockieren, wirksam in der Behandlung zumindest einiger Angstformen (Cole et al. 1980). Im Gegensatz dazu können mit dem β-Rezeptoragonisten Isoproterenol bei empfindlichen Personen Panikattacken ausgelöst werden (Easton u. Sherman 1976). Aber auch trizyklische Antidepressiva, die bei Langzeitbehandlung zu komplexen Veränderungen adrenerger Funktionen mit Verminderung der β- und Anstieg der α-Rezeptoren sowie deutliche Veränderungen der Transmitterkonzentrationen führen (Charney et al. 1981), zeigten sich wirksam in der Behandlung von Angstkrankheiten.

Im Hinblick auf das Zusammenwirken des α- und β-adrenergen Systems erscheint es sinnvoll, sowohl beide Rezeptoren als auch die zugehörigen Transmitterkonzentrationen gleichzeitig zu untersuchen. Vor allem Blutzellen bieten sich als Modell für Rezeptorbestimmungen an, da an ihnen eine Reihe von Neurotransmitterrezeptoren identifiziert wurden und diese immer häufiger als periphere Modelle zentraler Rezeptoren diskutiert und anerkannt werden. Das Ziel unserer Untersuchung war es, im Hinblick auf die möglicherweise gestörte Regulation des katecholaminergen Systems, bei unbehandelten Patienten mit Angstkrankheiten die α_2-Rezeptoren und β_2-Rezeptoren an Blutzellen sowie die Konzentration der Plasmakatecholamine (CA) Noradrenalin (NA) und Adrenalin (A) gleichzeitig zu bestimmen.

Methoden

Patienten

Untersucht wurden bisher insgesamt 29 Patienten, die mindestens 4 Wochen nicht mit Psychopharmaka behandelt worden waren (12 Frauen, 17 Männer, Alter 38 ± 9 Jahre). Die Diagnosen wurden anhand der DSM-III-Kriterien erstellt: Paniksyndrom ($n = 19$), Agoraphobie mit Panikattacken ($n = 5$), generalisiertes Angstsyndrom ($n = 5$). Die Psychopathologie wurde mit der Hamilton Rating Scale für Angst am Untersuchungstag bestimmt (HAMA; 13 ± 6). Die Blutentnahme für die Rezeptor- und CA-Bestimmungen erfolgten unter Ruhebedingungen, 20 min nach Legen eines venösen Zuganges. Auch Blutdruck und Puls wurden im Liegen nach der Blutentnahme gemessen.

Rezeptorassay

Die Blutproben wurden zwischen 8 und 9 Uhr entnommen, 50 ml (20 mmol/l EDTA als Antikoagulans) für die Rezeptorbestimmungen, 20 ml für die Bestimmung der Plasma-CA (7,5 IE/ml NH_4-Heparin als Antikoagulans, 4 mmol/l reduziertes Glutathion als Antioxidans). Die Rezeptorassays wurden sofort im Anschluß an die Zelltrennung an intakten Zellen durchgeführt, α-Rezeptoren an Thrombozyten: 3H-Yohimbin, spez. Aktivität 70–90 Ci/mmol/l, Konzentrationsbereich von 0,1–5 nmol/l. Die unspezifische Bindung wurde durch Verdrängung mit 0,1 mmol/l $(-)-$ Noradrenalin bestimmt. Inkubationspuffer Tris-HCl 50 mmol, NaCl 110 mmol/l, pH 7,0. β_2-Rezeptoren an Lymphozyten: ^{125}J-Cyanopindolol, spez. Aktivität 2200 Ci/mmol/l, Konzentrationsbereich 3–150 pmol/l, Bestimmung der unspezifischen Bindung mit 2 µmol/l Timolol. Puffer: HEPES (25 mmol/l) gepufferte Hank's Salzlösung, pH 7,4 (Bondy et al. 1984, 1986).

Bestimmung des cAMP an Lymphozyten

Durchschnittlich 1 Mio. Zellen pro Ansatz wurden im Puffer (Tris-HCL 50 mmol/l, KCl 5 mmol/l, NaCl 20 mmol, EDTA 3 mmol/l, $MgCl_2.6H_2O$ 10 mmol/l, Methylxanthin 10 µmol/l, pH 7,4) suspendiert. Die Adenylatzyklase wurde mit 1 µmol/l Isoproterenol bei 37°C 10 min stimuliert, die Reaktion mit 8%iger Trichloressigsäure und Zentrifugation bei 0°C und 10000 xg, 5 min gestoppt. Nach chromatographischer Reinigung der wäßrigen Phase an einem Anionenaustauscherharz (Bio Rad AG1-X8) und Lyophilisierung des Eluates wurde das cAMP mit dem Amersham-Testkit bestimmt.

Bestimmung der Plasma-CA

Die zirkulierenden Plasmakatecholamine wurden mittels Hochdruckflüssigkeitschromatographie und elektrochemischem Detektor bestimmt (Ackenheil et al. 1982).

Ergebnisse

Bei den von uns untersuchten 29 Patienten mit Angstsyndromen zeigte sich eine signifikante Verminderung der mit dem Antagonisten ^{3}H-Yohimbin untersuchten α_2-Rezeptorzahl an Thrombozyten im Vergleich zu den Kontrollen um durchschnittlich 31% ($p < 0{,}001$), ohne Veränderung der Affinität gegenüber dem Liganden (Abb. 1). Im Gegensatz dazu zeigte die gleichzeitige Bestimmung

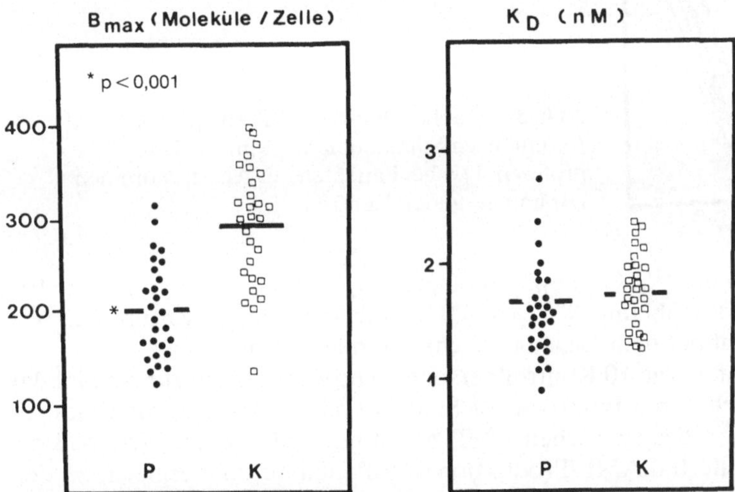

Abb. 1. α_2-Rezeptoren an Thrombozyten von Patienten mit Angstsyndromen *(P)* und gesunden Kontrollen *(K)*

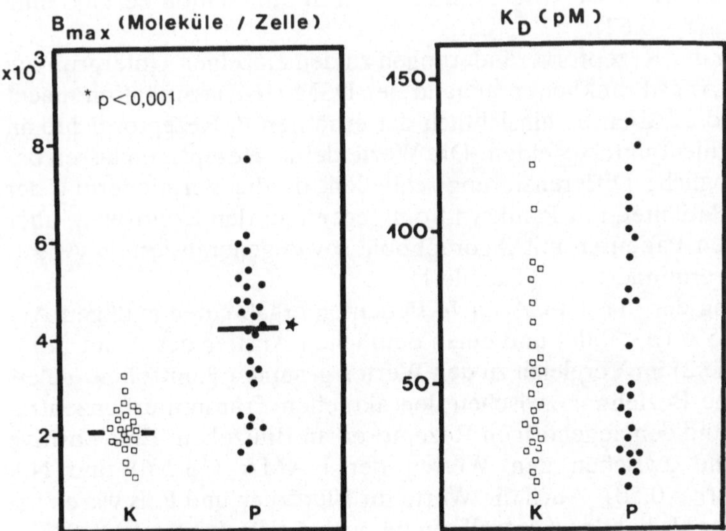

Abb. 2. β_2-Rezeptoren an Lymphozyten von Patienten mit Angstsyndromen *(P)* und gesunden Kontrollen *(K)*

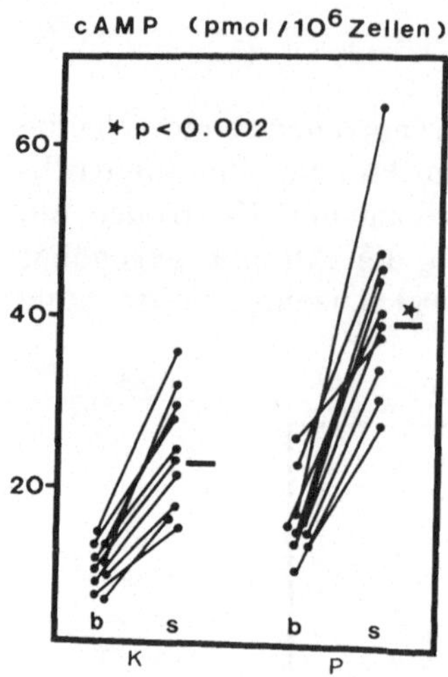

Abb. 3. Lymphozyten-cAMP-Produktion basal *(b)* und nach Stimulation mit 1 µmol/l Isoproterenol *(s)* bei Patienten mit Angstsyndromen *(P)* und gesunden Kontrollen *(K)*

der β_2-Rezeptoren mit [125]J-Cyanopindolol an Lymphozyten eine signifikante Erhöhung der Rezeptorzahl um 89% ($p < 0,001$). Auch bei den β_2-Rezeptoren war die Affinität gegenüber dem Liganden nicht verändert (Abb. 2).

An 10 Patienten sowie 10 Kontrollpersonen wurde zusätzlich zur Anzahl der β_2-Rezeptoren auch deren funktioneller Status durch die mit Isoproterenol stimulierte Produktion des zyklischen AMP bestimmt. Dabei zeigte sich, daß die basale, nichtstimulierte cAMP-Produktion von Patienten im Vergleich zu den Kontrollen nur geringfügig erhöht war, nach Stimulierung der β_2-Rezeptoren mit dem Agonisten Isoproterenol (1 µmol/l) kam es jedoch zu einer signifikant höheren cAMP-Produktion bei den Angstpatienten (Abb. 3). Zwischen der Anzahl der Rezeptoren und der cAMP-Produktion nach Stimulation bestand eine positive Beziehung ($r = 0,62$).

Die Zuordnung der Rezeptorveränderungen zu den einzelnen Untergruppen der Patienten mit Angstkrankheiten anhand der DSM-III-Klassifikation macht deutlich, daß sich die Patienten hinsichtlich der erhöhten β_2-Rezeptordichte an den Lymphozyten nicht unterscheiden. Die Werte der α_2-Rezeptoren lassen dagegen auf eine mögliche Differenzierung schließen, da die Verminderung der Rezeptorzahl bei Patienten mit Paniksyndrom gegenüber den Kontrollen, aber auch gegenüber den Patienten mit Agoraphobie sowie generalisiertem Angstsyndrom deutlich vermindert war (Tabelle 1).

Die Bestimmung der Plasma-CA an 14 Patienten ergab einen mäßigen Anstieg des NA um 35% ($p < 0,08$) und einen deutlichen Anstieg des A um 120% ($p < 0,008$) (Tabelle 2) im Vergleich zu den Werten gesunder Kontrollen. Allerdings bestand keine Beziehung zwischen den aktuellen Transmitterkonzentrationen im Plasma und den zugehörigen Rezeptoren an Blutzellen. Eine positive Korrelation bestand zwischen den Werten der HAMA (13 ± 6) und NA ($r = 0,62$) sowie A ($r = 0,50$). Auch die Werte für Blutdruck und Puls waren bei den Patienten höher als bei der Kontrollgruppe, wobei sich eine positive Beziehung zwischen den NA- und A-Konzentrationen und dem Blutdruck ergab ($r = 0,66$).

Tabelle 1. α_2- und β_2-Rezeptoren an Blutzellen von Angstpatienten

	α_2-Rezeptoren		β_2-Rezeptoren	
	B_{max}	KD	B_{max}	KD
Paniksyndrom ($n = 19$)	189 ± 46 ***	1,6 ± 0,4	4096 ± 1633 ***	54 ± 28
Agoraphobie mit Panik-attacken ($n = 5$)	256 ± 45 n.s.	1,8 ± 0,5	3746 ± 2096 **	48 ± 31
Generalisiertes Angst-syndrom ($n = 5$)	223 ± 71 **	1,6 ± 0,5	4007 ± 689 ***	49 ± 30
Kontrollen ($n = 29$)	308 ± 71	1,6 ± 0.4	2148 ± 1105	47 ± 25

B_{max}: Moleküle/Zelle; KD: nmol/l (α_2-Rezeptoren), pmol/l (β_2-Rezeptoren)
** $p < 0,008$;   *** $p < 0,001$

Tabelle 2. Adrenerge Rezeptoren, Plasmakatecholamine und physiologische Parameter bei Angstpatienten

		Patienten ($n = 14$)		Kontrollen ($n = 29$)
α_2-Rezeptoren	B_{max} (Moleküle/Zelle)	215 ± 54	***	308 ± 71
	KD (nmol/l)	1,7 ± 0,5		1,7 ± 0,5
β_2-Rezeptoren	B_{max} (Moleküle/Zelle)	4071 ± 1654	***	2148 ± 1105
	KD (pmol/l)	54 ± 40		46 ± 27
Plasma NA (pg/ml)		317 ± 125	*	234 ± 70
Plasma A (pg/ml)		40 ± 24	**	18 ± 12
RR systolisch		127 ± 14	**	105 ± 10
RR diastolisch		78 ± 8	**	58 ± 9
Puls		82 ± 12	**	56 ± 8

* $p < 0,08$;   ** $p < 0,008$;   *** $p < 0,001$

Zusammenfassung

Die Untersuchung biologischer Korrelate bei Angstsyndromen war in den letzten 10 Jahren Ziel zahlreicher Studien. Einmal erschien es wünschenswert, anhand biologischer Veränderungen Hinweise auf die Pathogenese von Angstsyndromen zu erhalten. Ein weiteres Ziel der Forschung ist es, Angstkrankheiten nach Möglichkeit von affektiven Psychosen abzugrenzen, da es zwischen beiden Krankheitsbildern eine Reihe von Gemeinsamkeiten sowohl in der Phänomenologie (Breier et al. 1985) als auch in der genetischen Belastung (Leckmann et al. 1983) gibt. Für biologische Untersuchungen werden vor allem potentielle Marker affektiver Erkrankungen, wie z.B. neuroendokrinologische Untersuchungen, die ^{3}H-Imipraminbindung sowie die Bestimmung der α_2-Rezeptoren an Thrombozyten herangezogen. Die Ergebnisse dieser Studien zeigen, daß es zumindest teilweise Überlappungen der biologischen Befunde von Patienten mit

Angstkrankheiten und affektiven Psychosen gibt, wenn auch die Ergebnisse nicht einheitlich sind. So konnte z. B. mit Ausnahme einer Studie für die ^{3}H-Imipraminbindung an Thrombozyten kein Unterschied zwischen Angstpatienten und gesunden Kontrollen gefunden werden (Schneider et al. 1987). Ähnlich diskrepant sind auch die Ergebnisse mit den α_2-Rezeptoren an Thrombozyten, für die je nach Wahl des Liganden ähnliche Befunde wie bei depressiven Patienten erhoben wurden (Roy-Byrne u. Uhde 1985), aber auch beide Patientengruppen klar getrennt werden konnten (Cameron et al. 1984).

In unserer Untersuchung zeigte sich, daß bei unbehandelten Angstpatienten sowohl die peripheren katecholaminergen Rezeptoren an Blutzellen als auch die Konzentrationen der Transmitter NA und A im Plasma im Vergleich zu gesunden Kontrollen verändert waren. Die α_2-Rezeptorzahl an Thrombozyten war im Durchschnitt um 32% vermindert, die Anzahl der β_2-Rezeptoren an Lymphozyten dagegen um 89% deutlich erhöht. Auch die Konzentration der Plasmakatecholamine zeigte sich unter Ruhebedingungen verändert, mit einer mäßigen, aber signifikanten Erhöhung des NA und einer deutlicheren Erhöhung des A. Der Versuch, die veränderte Anzahl der α_2- und β_2-Rezeptoren den einzelnen diagnostischen Untergruppen der Angstkrankheiten zuzuordnen, ergab einen Hinweis, daß sich zumindest im Hinblick auf die α_2-Rezeptoren an Thrombozyten die Patienten mit Paniksyndrom von denen mit Agoraphobie oder generalisiertem Angstsyndrom unterscheiden. Allerdings ist die Anzahl der bisher untersuchten Patienten noch zu gering, um endgültige Aussagen im Hinblick auf eine mögliche Unterscheidung anhand biologischer Parameter machen zu können.

Die Verminderung der mit ^{3}H-Yohimbin bestimmten α_2-Rezeptorzahl an Thrombozyten wurde bereits von Cameron et al. (1984) beschrieben. Unsere Ergebnisse stimmen gut mit den Befunden dieser Autoren überein, die bei unbehandelten Angstpatienten eine Verminderung der ^{3}H-Yohimbin-Bindung an Thrombozyten um 28% fanden. Da diese Autoren bei endogen depressiven Patienten keine Verminderung der ^{3}H-Yohimbin-Bindung fanden, schlossen sie daraus, daß es sich um pathogenetisch verschiedene Krankheitsbilder handelt. Obwohl die erhöhte NA-Konzentration auch in unserer Untersuchung auf eine Desensibilisierung der zugehörigen α_2-Rezeptoren an Thrombozyten schließen läßt, bestand zwischen beiden Parametern keine direkte Beziehung. Ein Grund dafür könnte sein, daß Einzelbestimmungen der Transmitter im Blut kaum Aufschluß über die durchschnittliche Höhe und den Langzeitverlauf der Transmitterkonzentrationen geben, die jedoch die Anzahl der Rezeptoren regulieren. Auch in der Untersuchung von Cameron et al. (1984) zeigte sich eine Beziehung zwischen α_2-Rezeptoren und NA erst nach der Behandlung mit Imipramin, durch die es zu einer weiteren Verminderung der α_2-Rezeptoren und zur weiteren Erhöhung der NA-Konzentration gekommen war.

Die Hypothese der β-adrenergen Überempfindlichkeit sowohl im Gehirn als auch in der Peripherie wird seit langem diskutiert, konnte jedoch nie direkt bestätigt werden. Auch sind die Befunde bezüglich des Panikattacken auslösenden und Herzfrequenz erhöhenden Effektes durch Isoproterenol nicht einheitlich (Nesse et al. 1984; Rainey et al. 1984). Die Tatsache, daß Bolusinjektionen von Isoproterenol bei Angstpatienten nicht zu einer Erhöhung der Herzfrequenz führten, wurden eher in Richtung einer verminderten Ansprechbarkeit der β-adrenergen Rezeptoren gedeutet (Nesse et al. 1984). Dieser Vorschlag macht es jedoch schwierig, die bei diesen Patienten auftretenden autonomen Reaktionen sowie auch die Befunde anderer Autoren (Boudoulas et al. 1984; Frohlich et al. 1969) zu erklären, die eine Erhöhung der Herzfrequenz sowie das Auftreten akuter Panikattacken während kontinuierlicher Isoproterenolinfusion beobachten konnten.

Unsere Untersuchungen an 29 Angstpatienten zeigten, daß nicht nur die Anzahl der β-Rezeptoren an Lymphozyten deutlich erhöht ist, sondern auch deren Stimulierbarkeit durch den β-adrenergen Agonisten Isoproterenol mit der nachfolgenden Produktion von cAMP signifikant höher ist als bei gesunden Kontrollen, was den Befund der erhöhten Rezeptoranzahl unterstützt.

Außerdem würde dieses Ergebnis die bei Angstattacken auftretenden somatischen Erscheinungen erklären und mit ihnen übereinstimmen. Die Tatsache, daß in unserer Untersuchung beide, die β_2-Rezeptoren als auch die Plasma-CA erhöht waren, spricht dafür, daß bei Patienten mit Angstkrankheiten die Regulation im katecholaminergen System gestört ist. Die Beeinflußbarkeit dieser biologischen Parameter durch die medikamentöse Behandlung könnte weitere Hinweise auf die Pathogenese dieser Krankheiten geben.

Diskussion

Margraf: Wie lassen sich die verminderten α-Rezeptorbindungsstellen bei Patienten mit Panikattacken gegenüber Patienten mit Agoraphobie und mit allgemeinem Angstsyndrom erklären? Ist es denkbar, daß hierbei die körperliche Aktivität eine Rolle spielt?

Bondy: Diese Annahme ist durchaus gerechtfertigt. Es kann sein, daß Patienten mit Panikattacken größere körperliche Aktivität aufweisen, die zu einer vermehrten Noradrenalin- und Adrenalinsekretion führt, woraus die verminderten α-Rezeptorbindungsstellen resultieren.

Philipp: Solche Patienten sind häufig mit verschiedenen Medikamenten vorbehandelt. Gibt es einen Medikamenteneffekt?

Albus: Die Patienten waren zumindest 4 Wochen ohne Medikation. Deshalb ist der Medikamenteneffekt unwahrscheinlich.

Dietzel: Ändern sich die α- und β-Rezeptorbindungsstellen im Verlauf der Erkrankung?

Bondy: Diese Frage kann im Augenblick noch nicht endgültig beantwortet werden.

Benkert: Patienten mit Panikattacken und Depressionen lassen sich oft nicht eindeutig abgrenzen. Wurden solche Untersuchungen auch bei depressiven Patienten vorgenommen?

Bondy: Bis jetzt wurden nur 6 Patienten mit einer Depression untersucht. Bei ihnen fanden wir eine Verminderung der α-Rezeptoren. Ich darf jedoch auf die

Literatur verweisen, die teilweise kontrovers ist. Bisher wurde nur in einer Studie über eine Verminderung der α-Rezeptoren an Thrombozyten depressiver Patienten berichtet.

Benkert: Ich möchte noch einmal auf die Auswahl der Patienten zurückkommen, da in unserer Klinik große Schwierigkeiten bestehen, unbehandelte Patienten zu finden.

Albus: Es fand eine gewisse Selektion dadurch statt, daß die Patienten sich auf einen Zeitungsartikel hin meldeten und deshalb zuvor meist keinen Arzt aufgesucht hatten.

Laakmann: Sind diese Veränderungen der Rezeptoren spezifisch für Patienten mit Angsterkrankungen oder weisen andere psychiatrische Erkrankungen ähnliche Veränderungen auf?

Bondy: Bei Untersuchungen von Patienten mit anderen psychiatrischen Diagnosen fanden wir eine Verminderung der α-Rezeptoren an Thrombozyten bei schizophrenen Patienten, aber keine Erhöhung der β-Rezeptoren.

Lydtin: Inwieweit ist der Lymphozyt als Modell geeignet, um eine Aussage über β-Rezeptorenempfindlichkeit an anderen Organen wie dem Gehirn zu machen? Besteht eine Korrelation zur Isoproterenolwirkung auf den Blutdruck und die Herzfrequenz?

Bondy: Wir haben keine eigenen Ergebnisse. In der Literatur wird die Wirkung von Isoproterenol auf den Blutdruck und die Herzfrequenz bei Angstpatienten kontrovers beschrieben. Bei manchen Patienten lassen sich mit Isoproterenol Panikattacken auslösen.

Lydtin: Ich möchte auf Untersuchungen bei Asthmatikern verweisen. Bei diesen findet eine β-down-Regulation statt und dennoch wird ein höherer Anstieg des Blutdrucks auf Isoproterenol beobachtet.

Müller: Ich möchte auf die Arbeit von Brodde verweisen, der gefunden hat, daß die β-Rezeptoren an Lymphozyten durchaus mit β-Rezeptoren am Herzen, die im Rahmen von Biopsien gewonnen worden waren, vergleichbar sind. Demnach soll die Empfindlichkeit für die Veränderung der β-Rezeptoren genetisch determiniert sein.

Heimann: Es handelt sich dabei um punktuelle Bestimmungen. Ich möchte davor warnen, daß aus solchen Bestimmungen Rückschlüsse auf die Genetik gezogen werden.

Lydtin: Ich habe große Bedenken, aus bei Biopsien gewonnenem Material Rückschlüsse auf die Ähnlichkeit von β-Rezeptoren an Lymphozyten am Herzen zu ziehen.

Müller: Die Unterschiede zwischen den einzelnen Individuen sind so groß, daß diese Rückschlüsse möglich sind.

Engel: Besteht eine Korrelation zur Herzfrequenz?

Bondy: In unseren Untersuchungen bestand keine Korrelation.

Literatur

Ackenheil M, Fröhler M, Goldig G, Rall G, Welter D (1982) Catecholaminbestimmung im Blut und Liquor mit Hochdruckflüssigkeitschromatographie und elektrochemischem Detektor. Arzneimittelforsch 32(II):893

Aghajanian GK (1978) Tolerance of locus coeruleus neurones to morphine and suppression of withdrawal response by clonidine. Nature 276:186–188

Bondy B, Ackenheil W, Birzle W, Elbers R, Fröhler M (1984) Catecholamines and their receptors in blood: Evidence for alterations in schizophrenia. Biol Psychiatry 19(10): 1377–1393

Bondy B, Ackenheil M, Laakmann G, Munz T (1986) Influence of the β-adrenergic agonist clenbuterol on plasma catecholamines and lymphocyte β-receptors. Psychiat Psychobiol 1(3):234–236

Boudoulas H, King B, Wooley C (1984) Mitral valve prolaps: A marker for anxiety or an overlapping phenomenon? Psychopathology 17 [Suppl 1]:98–106

Breier A, Charney DS, Heninger GR (1985) The diagnostic validity of anxiety disorders and their relationship to depressive illness. Am J Psychiatry 142:787–797

Cameron OG, Smith CB, Hollingsworth PJ, Nesse RM, Curtis GC (1984) Platelet α_2-adrenergic receptor binding and plasma catecholamines. Arch Gen Psychiatry 41: 1144–1148

Charney DS, Heninger GR (1986) Abnormal regulation of noradrenergic function in panic disorders. Arch Gen Psychiatry 43:1042–1054

Charney DS, Heninger GR, Breier A (1981) Noradrenergic function in panic anxiety: Effects of yohimbine in healthy subjects and patients with agoraphobia and panic disorder. Arch Gen Psychiatry 41:751–763

Cole JO, Altesman RJ, Weingarten CH (1980) Beta-blocking drugs in anxiety. In: Cole JO (ed) Psychopharmacology update. Collamore Press, Lexington/Mass., pp 43–68

Easton JD, Sherman DG (1976) Somatic anxiety attacks and propranolol. Arch Neurol 33:689–691

Frohlich E, Tarazi R, Dustan H (1969) Hyperdynamic beta-adrenergic circulatory state. Arch Intern Med 123:1–7

Leckmann JF, Merikangas KR, Pauls DL, Prusoff BA, Weismann MM (1983) Anxiety disorders and depression: Contradictions between family study data and DSM III conventions. Am J Psychiatry 140:880–884

Nesse RM, Cameron OG, Curtis GC, McCann DS, Huber-Smith MJ (1984) Adrenergic function in patients with panic anxiety. Arch Gen Psychiatry 41:771–776

Rainey JM, Pohl RB, Williams M (1984) A comparison of lactate and isoproterenol induced anxiety states. Psychopathology 17:74–82

Redmond DE (1979) New and old evidence for the involvement of a brain norepinephrine system in anxiety. In: Fann WE, Karacan J, Porkorny AD, Williams RL (eds) Phenomenology and treatment of anxiety. SP Medical and Scientific Books, New York, pp 153–203

Roy-Byrne P, Uhde TW (1985) Panic disorder and major depression: Biological relationship. Psychopharmacol Bull 21:551–554

Schneider LS, Munjack D, Severson JA, Palmer R (1987) Platelet ^{3}H-imipramine binding in generalized anxiety disorder, panic disorder and agoraphobia with panic attacks. Biol Psychiatry 22:59–66

Die Charakterisierung von Muskarinrezeptoren auf menschlichen Blutzellen und ihre Beziehungen zu prämorbiden Persönlichkeitsmerkmalen Depressiver

W. E. Müller, B. Bering und H. W. Moises

Einleitung

Eine der z. Zt. wichtigsten Hypothesen zur biologischen Genese affektiver Erkrankungen ist das Modell einer cholinergen-noradrenergen Imbalance im zentralen Nervensystem, das von Janowsky et al. (1972) formuliert wurde und von der Annahme ausgeht, daß depressive Symptome immer dann entstehen, wenn ein für den Affekt wichtiges Gleichgewicht zwischen cholinergen und noradrenergen Neuronen im zentralen Nervensystem gestört ist (Müller 1986). Ausgehend von Befunden über eine exogene bzw. pharmakogene Auslösung depressiver Symptome bei nicht primär psychisch Kranken, postuliert das Modell von Janowsky et al., daß depressive Symptome im Rahmen einer affektiven Erkrankung immer dann entstehen, wenn eine stabile, d. h. als „Trait"-Marker vorliegende Überempfindlichkeit des depressionsbahnenden cholinergen Systems nicht mehr vom noradrenergen System ausbalanciert werden kann, z. B. bei einer Erschöpfung oder sonstigen Funktionsstörung des depressionshemmenden noradrenergen Systems.

Die exakten biochemischen Mechanismen, die in die postulierte Überempfindlichkeit im zentralen cholinergen System auf der einen Seite und in die postulierte Unter- bzw. Dysfunktion im zentralen noradrenergen System auf der anderen Seite involviert sind, sind im einzelnen noch nicht bekannt. Wir bemühen uns z. Zt., für das ZNS relevante, aber peripher am Patienten erfaßbare, biochemische Marker zu evaluieren, um dann mit ihrer Hilfe in Verlaufsuntersuchungen an depressiven Patienten zu überprüfen, inwieweit sich die Hypothese einer cholinergen-noradrenergen Imbalance bei affektiven Erkrankungen bestätigen läßt (Müller 1987).

Die Evaluierung peripherer Blutzellen als Modellsysteme zur Bestimmung einer cholinergen Rezeptorüberempfindlichkeit bei affektiven Erkrankungen

Auf der Suche nach dem biochemischen Mechanismus der durch verschiedene funktionelle Untersuchungen belegten Überempfindlichkeit im zentralen cholinergen System depressiver Patienten hat man in den letzten Jahren verschiedene, allerdings indirekte Hinweise darauf gefunden, daß diesem Phänomen eine direkte Überempfindlichkeit zentraler muskarinartiger Azetylcholinrezeptoren (m-Cholinozeptoren) zugrundeliegt (Sitaram et al. 1984). Diese Annahme konnte vor kurzem von der Arbeitsgruppe um Gershon an einem peripheren Modell bestätigt werden, wo gefunden wurde, daß Hautfibroblasten depressiver Patienten eine ca. doppelt so hohe Dichte an m-Cholinozeptoren aufweisen als entsprechende Fibroblasten gesunder Vergleichspersonen (Nadi et al. 1984). Dieser Befund und darüber hinaus die grundsätzliche Brauchbarkeit des Fibroblastenmodells konnte allerdings in jüngster Zeit von drei verschiedenen Arbeitsgruppen nicht bestätigt werden (van Riper et al. 1985; Kelsoe et al. 1986; Lin u. Richelson 1986). Die biochemische Basis der in vielen Untersuchungen gefundenen cholinergen Überempfindlichkeit depressiver Patienten ist damit weiterhin offen.

Da aus den obengenannten Gründen Hautfibroblasten als ein ungeeignetes Modell erschienen, muskarinerge Funktionen bei depressiven Patienten peripher messen zu können, haben wir verschiedene in der Literatur der letzten Jahre publizierte Berichte aufgegriffen, die erste Hinweise darauf gaben, daß Muskarinrezeptoren auf menschlichen Blutzellen vorhanden sind. Diese Befunde waren allerdings in sich sehr widersprüchlich und gaben letztlich kein klares Bild, ob wirklich Muskarinrezeptoren auf menschlichen Blutzellen vorhanden sind. Wir haben uns daher in den vergangenen Jahren sehr intensiv bemüht, Muskarinrezeptoren auf menschlichen Erythrozyten und Lymphozyten mit allgemein üblichen und anerkannten Bindungsmethoden nachzuweisen, in der Hoffnung, damit bessere peripher zugängliche humanpharmakologische Modelle in der Hand zu haben, um Veränderungen cholinerger Funktionen an depressiven Patienten nachweisen zu können.

Mit Hilfe von tritiummarkiertem Quinuclidinylbenzilat (^{3}H-QNB) im Fall von menschlichen Erythrozytenmembranen (Bering u. Müller 1987; Bering et al. 1986) oder mit Hilfe von tritiummarkiertem Methylscopolamin im Falle der Humanlymphozyten (Bering et al. 1987) ist es uns gelungen, in beiden Geweben Muskarinrezeptoren nachzuweisen. Die Dichten dieser Rezeptoren auf beiden Blutzellen sind relativ gering, liegen bei den menschlichen Erythrozytenmembranen im Bereich von ca. 100 Fentomol pro mg Membranprotein und bei den menschlichen Lymphozyten bei ca. 10–20 Fentomol pro 10^6 Zellen. Die Eigenschaften der Rezeptoren auf beiden Blutzellen sind ähnlich den Eigenschaften von Muskarinrezeptoren im Gehirn oder im Herzen. Als wichtiges spezifisches Charakteristikum von Muskarinrezeptoren können die Inhibitionskonstanten wichtiger cholinerger Agonisten und Antagonisten als Maß ihrer Affinität zu den Muskarinrezeptoren gelten (Tabelle 1). Vergleicht man nun die Affinitäten, mit denen typische Muskarinrezeptoragonisten und Antagonisten an die Rezeptoren auf beiden Blutzelltypen oder an Rezeptoren im Herz und im Hirn der Ratte binden, so muß man feststellen, daß die mittleren Affinitäten zwar nicht identisch, aber doch relativ ähnlich in allen Geweben sind (Tabelle 1). Dies gilt auch für die Stereospezifität dieser Rezeptoren, da der funktionell aktive Muskarinrezeptorantagonist R-QNB im Vergleich zu dem funktionell inaktiven Enantiomer S-QNB in allen Geweben die deutlich höhere Affinität aufweist (Tabelle 1).

Als typisches Charakteristikum der Muskarinrezeptorbindung gilt auch die Tatsache, daß die Hill-Koeffizienten aus Hemmexperimenten mit Antagonisten in der Regel Werte um 1 liefern, während Hemmexperimente mit Muskarinrezeptoragonisten in der Regel Werte liefern, die deutlich kleiner als 1 sind

Tabelle 1. Inhibitionskonstanten (K_i) und apparente Hill-Koeffizienten (n_H) für Muskarinrezeptorbindung von verschiedenen muskarinergen Antagonisten und Agonisten an menschlichen Erythrozytenmembranen, an intakten Humanlymphozyten und an Membranen von Rattenhirn und Rattenherz. Die Versuche an Humanlymphozyten wurden mit ^{3}H-Methyl-Scopolamin als Radioligand durchgeführt, alle anderen mit ^{3}H-Quinuclidinylbenzilat. Die Daten sind den Arbeiten von Bering u. Müller (1987) und Bering et al. (1987) entnommen

Substanz	Menschliches Gewebe				Rattengewebe			
	Erythrozyten		Lymphozyten		Gehirn		Herz	
	K_i (nmol/l)	n_H	K_i (nmol/l)	n_H	K_i (nmol/l)	n_H	K_i (nmol/l)	n_H
Atropin	21	1,04	10	0,93	1	1,04	1	0,97
Scopolamin	0,4	0,86	8	0,88	3	0,96	7	1,10
(R,S)QNB	2	0,91	10	0,89	1	0,99	0,4	0,98
(R)QNB	1		9		0,5		0,3	
(S)QNB	25		142		17		20	
Pirenzepin	169	0,68	1440	0,84	178	0,68	2100	0,89
Oxotremorin	580	0,57	3320	0,67	187	0,63	264	0,61
Carbachol	1150	0,49	5500	0,51	39000	0,70	1400	0,52

(Watson et al. 1984). Dies geht darauf zurück, daß die Agonisten im Gegensatz zu den Antagonisten in der Lage sind, die Muskarinrezeptorpopulation in eine hochaffine bzw. niedrigaffine Komponente zu differenzieren. Auch dieses typische Charakteristikum, nämlich Hill-Koeffizienten von 1 im Falle der Antagonisten (Atropin, Scopolamin, QNB) bzw. Hill-Koeffizienten deutlich kleiner als 1 im Falle der Agonisten (Oxotremorin, Carbachol), zeigt die große Ähnlichkeit der Muskarinrezeptoren auf Erythrozyten und Lymphozyten mit typischen Muskarinrezeptoren, wie man sie im Gehirn oder im Herz findet. Auffällig bei diesen Untersuchungen war auch die Tatsache, daß der Muskarinrezeptorantagonist Pirenzepin mit deutlich höherer Affinität (kleiner K_i-Wert) an die Muskarinrezeptoren der Erythrozytenmembran als an die der Lymphozyten bindet. Pirenzepin weist im Gegensatz zu allen anderen Antagonisten eine wesentlich höhere Selektivität zur Muskarinrezeptorunterklasse M_1 als zur Unterklasse M_2 auf, was daran erkenntlich ist, daß die Affinität von Pirenzepin im Rattenhirn, wo die M_1-Rezeptoren überwiegen, deutlich höher ist als im M_2-Gewebe Herz (Tabelle 1). Dies weist darauf hin, daß es sich bei den Rezeptoren auf der menschlichen Erythrozytenmembran schwerpunktmäßig um M_1-Rezeptoren, aber bei denen auf den menschlichen Lymphozyten im wesentlichen um M_2-Rezeptoren handelt. Diese Annahme konnte in einem weiteren Experiment bestätigt werden (Tabelle 2). Es ist bekannt, daß die Affinität, mit der Muskarinrezeptoragonisten an den Muskarinrezeptor binden, im Falle des M_2-Rezeptors durch die Zugabe des chemisch stabilen Guanosintriphosphatanalogs Gpp (NH)$_p$ verringert werden kann. Wie im oberen Teil von Tabelle 2 dargestellt, wird der IC_{50}-Wert in Gegenwart dieses stabilen Guanosintriphosphatanaloges

Tabelle 2. Einfluß des stabilen Guanosintriphosphat-Analoges $(Gpp(NH)_p$ auf die halbmaximale Hemmkonzentration für spezifische ^{3}H-Methyl-Scopolamin-Bindung an Rattenherzmembranen und an Humanlymphozyten (IC_{50}-Werte). Die Daten sind der Arbeit von Bering et al. (1987) entnommen

Gewebe	Substanz	Kontrollen		+ $Gpp(NH)_p$ (100 μmol/l)	
		IC_{50} (μmol/l)	n_H	IC_{50} (μmol/l)	n_H
Rattenherz	Carbachol	$2{,}5 \pm 0{,}7$	$0{,}57 \pm 0{,}06$	$11{,}0 \pm 1{,}0$	$0{,}78 \pm 0{,}12$
	Oxotremorin	$0{,}2 \pm 0{,}03$	$0{,}64 \pm 0{,}05$	$1{,}4 \pm 0{,}2$	$0{,}81 \pm 0{,}02$
Human-	Carbachol	$10{,}0 \pm 4{,}0$	$0{,}51 \pm 0{,}02$	$42{,}0 \pm 9{,}0$	$0{,}76 \pm 0{,}03$
lymphozyten	Oxotremorin	$6{,}4 \pm 1{,}0$	$0{,}67 \pm 0{,}02$	$57{,}0 \pm 15{,}0$	$0{,}72 \pm 0{,}11$

deutlich erhöht und damit die mittlere Affinität, mit der Carbachol bzw. Oxotremorin an den Muskarinrezeptor binden, erniedrigt. Damit ist die Affinität beider Agonisten zu den Muskarinrezeptoren des Rattenherzes, als einem typischen M_2-Gewebe, deutlich gesenkt. Im Falle der Muskarinrezeptoren auf menschlichen Lymphozyten finden wir ein paralleles Verhalten beider Muskarinrezeptoragonisten, d.h., auch hier wird die Affinität der beiden Agonisten durch $Gpp (NH)_p$ deutlich gesenkt (Tabelle 2). Damit gibt auch dieses Experiment einen Hinweis darauf, daß es sich bei den Muskarinrezeptoren auf den menschlichen Lymphozyten im wesentlichen um M_2-Rezeptoren handelt. Entsprechende Experimente an menschlichen Erythrozytenmembranen zeigten keine Veränderung der Agonistenaffinität in der Gegenwart des stabilen Guanosintriphosphatanalogs (Bering u. Müller 1987). Damit bestätigen auch diese Experimente die ursprüngliche Annahme, daß es sich bei den Rezeptoren auf den Erythrozyten im wesentlichen um M_1-Rezeptoren, bei den Rezeptoren auf den Lymphozyten aber im wesentlichen um M_2-Rezeptoren handelt.

Die Dichten beider Muskarinrezeptorklassen auf menschlichen Blutzellen zeigten bei gesunden Probanden interindividuelle Schwankungen von über einer Zehnerpotenz, mit geringen intraindividuellen Schwankungen, wenn die Dichten im Abstand von mehreren Wochen mehrfach bestimmt wurden (Bering u. Müller 1987; Bering et al. 1987). Damit scheint die Muskarinrezeptordichte auf beiden Blutzellen ein spezifisches, individuelles Charakteristikum der untersuchten Probanden zu sein.

Über eine mögliche Beziehung der Muskarinrezeptorendichte auf menschlichen Erythrozyten und Lymphozyten zu prämorbiden Persönlichkeitsmerkmalen Depressiver

Uns hat natürlich im wesentlichen die Frage interessiert, inwieweit sich ein Bezug herstellen läßt zwischen den Muskarinrezeptoren auf den beiden Blutzelltypen und der Hypothese einer cholinergen Überempfindlichkeit als einer prämorbiden „Trait"-Variablen affektiver Erkrankungen. Da hohe Dichten durchaus eine erhöhte cholinerge Empfindlichkeit bedeuten könnten, haben wir zunächst versucht, die Dichten beider Rezeptortypen auf den menschlichen Blutzellen mit anderen, auch als „Trait"-Variablen geltenden Eigenschaften zu korrelieren, nämlich bestimmten Persönlichkeitsmerkmalen, die ebenfalls als prämorbide Merkmale affektiver Erkrankungen gelten (Moises et al. 1987).

Schon früh in der Geschichte der affektiven Erkrankungen wurde von bedeutenden psychoanalytischen Autoren die zwanghaft-anale Charakterstruktur endogen Depressiver erkannt (Übersichten: Blankenburg 1973; von Zerssen 1980). Tellenbach beschrieb 1961 den Typus melancholicus mit „Ordentlichkeit" als beherrschendem Element. Von Zerssen transformierte diese klinischen Beschreibungen in einen Fragebogen, dem „Prämorbiden Persönlichkeits-Inventar" (PP-I), und machte sie damit der Messung zugänglich. Monopolar Depressive zeigten recht spezifisch höhere Werte in der Ordentlichkeitsskala des PP-I, einer Skala zur Erfassung der Eigenschaften des Typus melancholicus von Tellenbach (von Zerssen 1980). Ferner wiesen „major depressives" in einer prospektiven Untersuchung von Angst u. Clayton (1987) prämorbid höhere Werte für Aggressivität im Freiburger Persönlichkeitsinventar auf.

Da wir heute davon ausgehen können, daß sowohl psychologische (s. der vorangegangene Absatz) wie auch biologische (Muskarinrezeptordichte als spekulatives Maß der individuellen Empfindlichkeit des cholinergen Systems) Prädispositionsfaktoren für depressive Erkrankungen nebeneinander vorliegen, liegt es auf der Hand, Beziehungen zwischen diesen Faktoren zu vermuten. Diese sehr spekulative Arbeitshypothese wurde von uns in einer ersten Untersuchung überprüft, wofür wir folgende psychologische und biologische Variablen auswählten: 1) die bekannten prämorbiden Persönlichkeitsmerkmale endogen Depressiver (s. oben), 2) die Dichten von Muskarinrezeptoren und 3) auch von β-Adrenozeptoren auf menschlichen Erythrozyten und Lymphozyten. Um Erkrankung und Medikamenteneffekte als Störvariablen auszuschalten, wurde die Untersuchung an gesunden, freiwilligen Versuchspersonen durchgeführt. Bei 16 gesunden und medikamentenfreien Männern (Durchschnittsalter 27,1 Jahre, Standardabweichung 3,7 Jahre) wurde die Dichte (B_{max}) der Muskarinrezeptoren auf Lymphozyten und Erythrozyten und der β-adrenergen Rezeptoren auf den Lymphozyten gemäß den von Bering u. Müller (1987) sowie Bering et al. (1987) beschriebenen Methoden bestimmt. Die Persönlichkeitsmerkmale wurden mit Hilfe des Prämorbiden Persönlichkeitsinventars von v. Zerssen (PP-I) sowie relevanten Skalen des Minnesota Multiphasic Personality Inventory (MMPI) und des Freiburger Persönlichkeitsinventars (FPI) erfaßt. Spearmansche Korrelationskoeffizienten wurden berechnet. Wenn die Richtung der Korrelationen mit der Vorhersage übereinstimmte, erfolgte die Testung des Signifikanzniveaus einseitig, anderenfalls zweiseitig (Moises et al. 1987).

Die Ergebnisse dieser Untersuchung sind in Tabelle 3 zusammengefaßt. Interessanterweise wurden signifikante Korrelationen zwischen Persönlichkeitsmerkmalen und Rezeptordichten nur für die Persönlichkeitsmerkmale gefunden, die auch als prädisponierend für depressive Erkrankungen gelten (s. oben). Wenn wir von den Annahmen ausgehen, daß die Rezeptordichte auf Blutzellen auch interindividuelle Rezeptordichten in anderen Organen widerspiegeln und daß die Rezeptordichten in einer Beziehung zur individuellen Empfindlichkeit

Tabelle 3. Signifikante Spearmansche Korrelationskoeffizienten (a) zwischen Persönlichkeitsskalen und Rezeptorendichte ($n = 16$). Die Daten sind der Arbeit von Moises et al. (1987) entnommen

Persönlichkeitsskalen	B_{max} Muskarinrezeptoren auf Erythrozyten (M_1)	B_{max} Muskarinrezeptoren auf Lymphozyten (M_2)	B_{max} β-adrenerge Rezeptoren auf Lymphozyten
MMPI-Depression	-71 ***	5	9
FPI-Reaktive Aggressivität	48 *	8	-15
FPI-Spontane Aggressivität	3	-39	-51 *
FPI-Extraversion	25	-30	-38 (*)
PP-I-Extraversion	-46 *	-19	-32
PP-I-Ordentlichkeit	11	36 (*)	9

(a) = $\times$ 100; (*) = $p < 0,05$ (einseitig); * = $p < 0,05$ (zweiseitig); *** $p < 0,001$ (zweiseitig)

der jeweiligen Transmittersysteme stehen (für beide Annahmen gibt es Hinweise, keine ist allerdings endgültig bewiesen), so weisen die vorliegenden Daten auf mögliche Parallelen zwischen den untersuchten psychologischen und biologischen Prädispositionsfaktoren hin. So sind die positiven Korrelationen zwischen der Ordentlichkeitsskala im PP-I und der Skala „Reaktive Aggressivität" im FPI im Sinne der cholinergen Überempfindlichkeitshypothese mit der M_2- bzw. M_1-Rezeptordichte. Auch die negativen Korrelationen zwischen MMPI-Depression (hochsignifikant) und FPI-Introversion lassen sich, allerdings nur über ein etwas komplexeres Modell, im Sinne der Hypothese interpretieren. Auf eine weitergehende Interpretation der gefundenen Korrelationen (Tabelle 3) soll an dieser Stelle aus Platzgründen verzichtet werden. Hier sei auf die Arbeit von Moises et al. (1987) verwiesen.

Ausblick

Zusammengefaßt weisen unsere Befunde jedoch in die Richtung der von uns aufgestellten Hypothese einer möglichen Beziehung zwischen psychologischen und biologischen Prädispositionsfaktoren affektiver Erkrankungen. Hierbei ist uns bewußt, daß die z. Zt. vorliegenden vorläufigen Daten in keiner Weise einen kausalen Zusammenhang beweisen, sondern nur spekulativ auf einen solchen Zusammenhang hinweisen könnten. Wir sehen uns damit aber immerhin in unserer Ausgangshypothese so weit bestätigt, daß wir die Frage nach einer möglichen gemeinsamen Basis von psychologischen und biologischen Prädispositionsfaktoren als Teil der individuellen Vulnerabilität für depressive Erkrankungen weiter verfolgen werden.

Danksagung. Wir möchten hier Herrn Professor D. von Zerssen (München) für die derzeitige Version seines „Premorbid Personality Inventory (PPI)" danken sowie Herrn Professor J. Angst (Zürich) für seine Anregung, die von ihm benutzte Aggressivitätsskala in unsere Untersuchungen miteinzubeziehen.

Diskussion

Philipp: Am höchsten war die Korrelation des Depressionsscores im MMPI mit den Bindungsstellen für Muskarinrezeptoren an Lymphozyten. Um welche Art von Patienten handelte es sich dabei genau?

Müller: Die Korrelation wurde bei 16 gesunden Probanden gefunden.

Heimann: Ich bewundere Ihren Mut, auf Grund solcher Untersuchungen auf genetische Determinanten der Persönlichkeit zu schließen, nachdem wahrscheinlich eine Vielzahl von Faktoren hier eingehen.

Müller: Ich wollte auch in erster Linie nur Parallelen herstellen. Unsere Untersuchung zielt darauf ab, Beziehungen zur prämorbiden Persönlichkeit aufzuzeigen.

Heimann: Diese Beziehungen erscheinen mir höchst vage, zumal nur 16 Probanden untersucht wurden.

Ackenheil: Ich möchte auf Ihre Spekulation zurückkommen, wonach im Alter die Muskarinrezeptoren vermindert sind und eine geringere Modulation aufweisen und darauf hinweisen, daß im Alter auch der Azetylcholinumsatz, insbesondere bei dementen Patienten, vermindert ist. Deshalb nehme ich an, daß auch die Acetylcholinfreisetzung weniger modulierfähig ist.

Müller: Es handelt sich um eine massive Abnahme der Muskarinrezeptoren. Bei dementen Patienten findet man eine Abnahme der cholinergen Neurone. Es bestehen jedoch hier Unterschiede zu gesunden Probanden.

Benkert: Bei 16 Patienten wurden ungefähr 50 Variablen untersucht. Dabei gibt es eine Vielzahl von zufälligen Korrelationen. Nach meinem Wissen ist es nicht möglich, solche Berechnungen durchzuführen.

Müller: Wir haben hier in erster Linie nur den Befund präsentiert. Zufällige Korrelationen können aufgrund unserer Berechnungen ausgeschlossen werden.

Engel: Korrelationen von 0,71 zwischen somatischen und psychischen Variablen im Querschnitt sind − selbst bei nur 16 Probanden − schon extrem selten. Ich halte das für berichtenswert.

Hippius: Ich finde diesen Forschungsansatz jedenfalls bemerkenswert. Herr Müller richtet den Blick auf neue Systeme. Einerseits auf den Muskarinrezeptor, andererseits auf die Persönlichkeit und verläßt so die üblichen Pfade der Forschung. Ich glaube, daß ein solcher Ansatz durchaus seine Berechtigung hat und neue Perspektiven eröffnen könnte.

Literatur

Angst J, Clayton P (1986) Premorbid personality of depressive, bipolar, and schizophrenic patients with special reference to suicidal issues. Compr Psychiatry 27:511–532

Bering B, Müller WE (1987) Stereospecific ^{3}H-QNB binding to human erythrocyte membranes associated with muscarinic cholinergic receptors. J Neural Transm 68:97–111

Bering B, Spira F, Schanz H, Gattaz WW, Müller WE (1986) Do human erythrocyte membranes contain muscarinic cholinergic receptors? Pharmacopsychiatria 19:302–303

Bering B, Moises HW, Müller WE (1987) Muscarinic cholinergic receptors on intact human lymphocytes. Properties and subclass characterization. Biol Psychiatry (in press)

Blankenburg W (1973) Prämorbide Persönlichkeit. In: Müller C (Hrsg) Lexikon der Psychiatrie. Springer, Berlin Heidelberg New York, S 374–376

Janowsky DS, El-Yousef MK, Davis JM, Sekerke HJ (1972) A cholinergic-adrenergic hypothesis of mania and depression. Lancet II:632–635

Kelsoe JR, Gillin JC, Janowsky DS, Brown JH, Risch SC, Lumklin B (1986) Specific ^{3}H-N-methyl scopolamine binding without cholinergic function in cultured adult skin fibroblasts. Life Sci 38:1399–1408

Lin SC, Richelson E (1986) Low levels and lack of function of muscarinic binding sites in human skin fibroblasts from five affectively ill patients and two control subjects. Am J Psychiatry 143:658–660

Moises HW, Bering B, Müller WE (1987) Relationship between psychological and biochemical predisposition factors for depression. (Submitted for publication)

Müller WE (1986) Biochemische Differenzierung von Angst und Depression. In: Helmchen H, Linden M (Hrsg) Die Differenzierung von Angst und Depression. Springer, Berlin Heidelberg New York Tokyo, S 151–166

Müller WE (1987) Biochemische Veränderungen bei affektiven Erkrankungen als Aspekte biologisch-psychiatrischer Verlaufsforschung. In: Olbrich R (Hrsg) Prospektive Verlaufsforschung in der Psychiatrie. Springer, Berlin Heidelberg New York Tokyo (im Druck)

Nadi NS, Nurnberger JI, Gershon ES (1984) Muscarinic cholinergic receptors on skin fibroblasts in familial affective disorders. N Engl J Med 311:225–230

Riper DA van, Absher MP, Lenox RH (1985) Muscarinic receptors on intact human fibroblasts. Absence of receptor activity in adult skin cells. J Clin Invest 76:882–886

Sitaram N, Gillin JC, Bunney WE (1984) Cholinergic and catecholaminergic receptor sensitivity in affective illness: Strategy and theory. In: Post RM, Ballenger JC (eds) Neurobiology of mood disorders. Frontiers of clinical neurosciences, Vol 1. Williams & Wilkins, Baltimore London, pp 629–651

Watson M, Vickroy RW, Toeske WR, Yamamura HI (1984) Subclassification of muscarinic receptors based upon the selective antagonist pirenzepine. In: Hirschowitz BI et al. (eds) Subtypes of muscarinic receptors, TIPS, Suppl 1, pp 9–11

Zerssen D von (1980) Persönlichkeitsforschung bei Depressionen. In: Heimann H, Giedke H (Hrsg) Neue Perspektiven der Depressionsforschung. Huber, Bern, S 155–178

II. Psychopathologie der Angstsyndrome

Angst und Depression:
Erfassung körperlicher und psychischer Aspekte mittels der Hamilton-Skalen

M. Philipp, W. Maier, R. Buller, A. Gjerris und P. Bech

Die getrennte Erfassung von Angst und Depression erscheint in der psychopharmakologischen Evaluationsforschung wünschenswert, stößt jedoch auf methodische Schwierigkeiten (Maier et al. 1984). Die Symptomatik depressiver und angstbezogener Syndrome weist Überschneidungen auf, die sich in der Konstruktion von Fremdbeurteilungsskalen zur Erfassung von Angst und Depression widerspiegeln.

Tabelle 1. Inhaltliche Entsprechungen der Items von HAMD und HAMA

HAMD		HAMA	
Item 1	Depressive Stimmung	Item 6	Depressive Stimmung
Item 4	Einschlafstörungen	Item 4	Schlaflosigkeit
Item 5	Durchschlafstörung		
Item 6	Schlafstörungen am Morgen		
Item 8	Hemmung: Verlangsamung des Denkens, Konzentrationsschwäche, (+ motorische Zeichen)	Item 5	Intellektuelle Leistungsbeeinträchtigung: Konzentrationsschwier., (+ Gedächtnisschwäche)
Item 9	Erregung: Zappeligkeit, Spielen mit den Fingern, Hin- und Herlaufen	Item 14	Verhalten im Interview: Zappeligkeit, Ratlosigkeit, Hin- und Herlaufen (+ vegetative Zeichen)
Item 10	Angst – psychisch	Item 1	Ängstliche Stimmung
		Item 3	Furcht
Item 11	Angst – somatisch:		
	kardiovaskulär,	Item 9	Kardiovaskul. Symptome
	gastrointestinal,	Item 11	Gastrointest. Symptome
	respiratorisch,	Item 10	Respirator. Symptome
	Schwitzen	Item 13	Neurovegetat. Symptome
Item 13	Körperliche Symptome – allgemein: Schweregefühl in Gliedern Erschöpfbarkeit	Item 2	Spannung: Gefühl von Gespanntheit Erschöpfbarkeit (+ affektive Symptome)
	Muskelschmerzen	Item 7	Muskuläre Symptome: Kopf- oder Muskelschmerz
Item 14	Genitalsymptome	Item 12	Urogenitale Symptome

Tabelle 2. Exklusive Itembereiche von HAMD und HAMA

Itembereiche, die nur von der HAMD angesprochen werden

Item 2:	Schuldgefühle
Item 3:	Suizid
Item 7:	Arbeit und sonstige Tätigkeiten
Item 12:	Appetitlosigkeit
Item 15:	Hypochondrie
Item 16:	Gewichtsverlust
Item 17:	Krankheitseinsicht

Itembereiche, die nur von der HAMA angesprochen werden

| Item 8: | Allgemeine somatische Symptome (sensorisch) |

So zeigen die Fremdbeurteilungsskalen von Hamilton (1959, 1960) zur Erfassung von Angst (HAMA; 14 Items) und Depression (HAMD; 17 Items) in 8 Itembereichen eine weitgehende inhaltliche Entsprechung (Tabelle 1). Nur 8 der insgesamt 31 Items sind ohne inhaltliche Korrespondenz in der jeweils anderen Skala (Tabelle 2): 7 Items kommen nur in der HAMD vor, eines nur in der HAMA. Wenn also 10 von 17 Items der HAMD Bereiche erfassen, die auch von der HAMA abgedeckt werden, und sich umgekehrt 13 der 14 HAMA-Items mit Inhalten der HAMD überschneiden, können diese beiden Skalen als ungeeignet für eine getrennte Erfassung von Angst und Depression bezeichnet werden.

Untrennbarkeit von Angst und Depression mittels Hamilton-Items

Der breite Symptombereich, der durch die 31 Items von HAMD und HAMA abgedeckt wird, läßt es jedoch prüfenswert erscheinen, ob eine derartige Trennung durch eine andere Gruppierung als diejenige der Skalenherkunft erreicht werden kann. Inhaltlich mögen die 7 nur in der HAMD enthaltenen Items einen Kernbereich dessen darstellen, was spezifisch der getrennten Erfassung depressiver Symptomatologie dienen könnte. Das Nichtenthaltensein von depressiver Verstimmung, Hemmung, Agitiertheit und Schlafstörung mag jedoch bereits Zweifel an der inhaltlichen Validität einer solchen Subskala erwecken. Das im Angstbereich verbleibende Item sensorischer Allgemeinstörung macht überdies deutlich, daß inhaltliche Gesichtspunkte nicht ausreichen, eine spezifische Subskala zur Erfassung eines Angstsyndroms zu bilden. Ein andernorts publizierter Versuch einer Neugliederung des vereinigten Itempools von HAMD und HAMA bei Patienten mit einer Major Depressive Disorder (RDC) (Philipp et al. 1986) hatte ebenfalls keine besseren Subskalen für Angst und Depression erbringen können. Faktorenanalytisch ließ sich weder eine Trennung depressiver und ängstlicher Verstimmung noch eine Trennung körperlicher Angst- und körperlicher Depressionssymptome erreichen.

Trennung von psychischen und körperlichen Items

Die eben erwähnte Untersuchung zeigte allerdings eine 2-Faktoren-Lösung, in welcher eine klare Trennung körperlicher und psychischer Symptome unabhängig von ihrer Herkunftsskala vollzogen wurde. Zwar fand sich diese 2-Faktoren-Lösung in zwei unabhängigen Stichproben. Die untersuchten Patienten wiesen jedoch ein hohes Maß an diagnostischer Homogenität auf (nur Major Depressive Disorder), so daß für die Generalisierbarkeit dieses Befundes eine Reproduktion an heterogeneren Stichproben mit größerer Fallzahl notwendig erschien.

Für eine erneute faktorenanalytische Untersuchung standen 4 Stichproben aus 2 Zentren mit insgesamt 554 Patienten zur Verfügung (Tabelle 3). In allen Stichproben handelte es sich um stationäre Patienten, bei denen depressive Syndrome unterschiedlicher Typologie dominierten, aber z.T. auch Patienten mit manischen, schizophrenen, schizoaffektiven und Angstsyndromen enthalten waren. Die beiden oben erwähnten Stichproben von Patienten mit einer Major Depressive Disorder sind in den Stichproben 1 und 3 enthalten. Wie schon in der früheren Untersuchung wurden auch diesesmal nur 25 der ingesamt 31 vereinigten HAMD- und HAMA-Items faktorenanalysiert (Tabelle 5); 6 Items mit völliger inhaltlicher Übereinstimmung in beiden Skalen wurden nur je einmal in die Untersuchung einbezogen.

Die Hauptkomponentenanalyse mit anschließender Varimaxrotation erlaubte die Extraktion von 7 Faktoren mit einem Eigenwert der unrotierten Fak-

Tabelle 3. Untersuchte Stichproben

Stichprobe 1	$n = 169$	Mainz
Stichprobe 2	$n = 142$	Mainz
Stichprobe 3	$n = 137$	Mainz
Stichprobe 4	$n = 106$	Kopenhagen
Insgesamt	$n = 554$	

Tabelle 4. Eigenwerte von 7 unrotierten Faktoren bei $n = 554$

	Faktor						
	F1	F2	F3	F4	F5	F6	F7
Eigenwert	5,57	2,25	1,90	1,59	1,31	1,14	1,00
% erklärte Varianz	22,3	9,0	7,6	6,4	5,2	4,6	4,0
% kumulativ erklärte Varianz	22,3	31,3	38,9	45,2	50,4	55,0	59,0

Tabelle 5. Itemladungen der varimaxrotierten 2-Faktoren-Lösung in der Gesamtstichprobe ($n = 554$)

Items		Ladungen	
		F1	F2
	% erklärte Varianz	17,0	14,3
1 (HAMA 1)	Ängstlichkeit	0,472	− 0,559
2 (HAMA 2)	Spannung	0,437	− 0,531
3 (HAMA 3)	Furcht	0,293	− 0,127
4 (HAMA 5)	Intellektuelle Verlangsamung	0,108	− 0,685
5 (HAMA 14)	Ängstliches Verhalten	0,280	− 0,575
6 (HAMA 7)	Muskuläre Symptome	0,432	− 0,117
7 (HAMA 8)	Sensorische Symptome	0,558	− 0,149
8 (HAMA 9)	Kardiovaskuläre Symptome	0,613	− 0,112
9 (HAMA 10)	Respiratorische Symptome	0.534	0,005
10 (HAMA 11)	Gastrointestinale Symptome	0,553	− 0,004
11 (HAMA 12)	Urogenitale Symptome	0,363	− 0,098
12 (HAMA 13)	Neurovegetative Symptome	0,611	0,008
13 (HAMD 1)	Depressive Stimmung	0,231	− 0,725
14 (HAMD 2)	Schuldgefühle	− 0,048	− 0,579
15 (HAMD 3)	Suizid	− 0,063	− 0,425
16 (HAMD 7)	Arbeit und sonstige Tätigkeiten	0,300	− 0,542
17 (HAMD 8)	Depressive Hemmung	− 0,079	− 0,668
18 (HAMD 9)	Erregung	0,290	− 0,278
19 (HAMD 17)	Krankheitseinsicht	0,021	− 0,134
20 (HAMD 4)	Einschlafstörungen	0,552	− 0,060
21 (HAMD 5)	Durchschlafstörungen	0,559	− 0,094
22 (HAMD 6)	Schlafstörungen am Morgen	0,506	− 0,069
23 (HAMD 12)	Appetitlosigkeit	0,469	− 0,252
24 (HAMD 15)	Hypochondrie	0,451	0,046
25 (HAMD 16)	Gewichtsverlust	0,380	− 0,114

toren größer als 1, die zusammen einen kumulativen Varianzanteil von 59% erklären (Tabelle 4). Nach dem Scree-Graph-Kriterium (Cattell 1966) ist eine 2-Faktoren-Lösung zu bevorzugen, die 31,3% der Varianz erklärt.

Die 2-Faktoren-Lösung (Tabelle 5) zeigt erneut eine klare Kontrastierung eines körperlichen und eines psychischen Faktors. Relevante Ladungen von 0,4 und größer zeichnen körperliche Angst- und körperliche Depressionssymptome auf Faktor 1 sowie psychische Angst- und psychische Depressionssymptome auf Faktor 2 aus. Im Unterschied zur früheren Untersuchung laden jedoch die ersten beiden psychischen Angstsymptome ebenfalls relevant auf dem körperlichen Faktor 1.

Tabelle 6. Itemladungen der varimaxrotierten 2-Faktoren-Lösungen in 4 Teilstichproben

		Ladungen							
		Stichprobe 1		Stichprobe 2		Stichprobe 3		Stichprobe 4	
		F1	F2	F1	F2	F1	F2	F1	F2
1 (HAMA 1)	Ängstlichkeit	0,77	0,26	0,78	0,16	0,76	0,16	0,19	0,73
2 (HAMA 2)	Spannung	0,71	0,14	0,61	0,33	0,72	0,12	0,19	0,74
3 (HAMA 3)	Furcht	0,21	0,14	0,50	− 0,04	0,35	0,19	− 0,25	0,38
4 (HAMA 5)	Intellektuelle Verlangsamung	0,62	0,11	0,47	0,34	0,48	0,14	0,54	0,33
5 (HAMA 14)	Ängstliches Verhalten	0,57	0,09	0,80	0,23	0,77	0,07	0,29	0,63
6 (HAMA 7)	Muskuläre Symptome	0,37	0,33	0,18	0,24	0,14	0,27	− 0,02	0,56
7 (HAMA 8)	Sensorische Symptome	0,34	0,45	0,49	0,19	0,20	0,43	− 0,22	0,56
8 (HAMA 9)	Kardiovaskuläre Symptome	0,27	0,40	0,54	0,24	0,35	0,42	− 0,21	0,75
9 (HAMA 10)	Respiratorische Symptome	0,17	0,41	0,35	0,03	0,18	0,43	− 0,37	0,63
10 (HAMA 11)	Gastrointestinale Symptome	− 0,01	0,56	0,38	0,43	0,14	0,49	− 0,35	0,08
11 (HAMA 12)	Urogenitale Symptome	0,05	0,42	0,42	0,28	0,28	0,38	− 0,33	0,14
12 (HAMA 13)	Neurovegetative Symptome	0,00	0,62	0,29	0,32	0,04	0,60	− 0,13	0,74
13 (HAMD 1)	Depressive Stimmung	0,65	0,21	0,72	0,24	0,71	0,22	0,75	0,22
14 (HAMD 2)	Schuldgefühle	0,20	0,17	0,67	− 0,07	0,57	− 0,04	0,65	− 0,01
15 (HAMD 3)	Suizid	0,37	− 0,15	0,30	0,09	0,30	− 0,01	0,62	0,12
16 (HAMD 7)	Arbeit und sonstige Tätigkeiten	0,67	0,35	0,41	0,50	0,54	0,37	0,56	0,29
17 (HAMD 8)	Depressive Hemmung	0,40	0,17	0,56	0,10	0,51	0,08	0,67	− 0,19
18 (HAMD 9)	Erregung	0,62	− 0,11	0,13	0,44	0,22	0,28	0,18	0,55
19 (HAMD 17)	Krankheitseinsicht	0,26	0,00	− 0,02	0,10	0,08	0,03	− 0,20	− 0,03
20 (HAMD 4)	Einschlafstörungen	0,05	0,65	− 0,05	0,77	0,00	0,77	0,07	0,44
21 (HAMD 5)	Durchschlafstörungen	0,12	0,63	0,02	0,81	− 0,04	0,73	0,04	0,46
22 (HAMD 6)	Schlafstörungen am Morgen	0,06	0,64	− 0,04	0,79	− 0,13	0,69	0,15	0,41
23 (HAMD 12)	Appetitlosigkeit	0,35	0,62	0,25	0,50	0,40	0,43	− 0,10	0,04
24 (HAMD 15)	Hypochondrie	0,09	0,34	0,07	0,21	0,12	0,43	− 0,39	0,48
25 (HAMD 16)	Gewichtsverlust	0,03	0,59	0,33	0,43	0,33	0,31	0,05	− 0,12

Tabelle 6 zeigt eine Gegenüberstellung der 2-Faktoren-Lösungen in den 4 Teilstichproben. Die in der Gesamtstichprobe vorgefundene Trennung von körperlichen und psychischen Items läßt sich auch in den Teilstichproben weitgehend reproduzieren: gleichsinnig relevante Ladungen auf dem selben Faktor zeigen psychische Angst- und psychische Depressionssymptome in den Teilstichproben 1, 2 und 3; entsprechende gleichsinnige Ladungen auf dem anderen Faktor für körperliche Angst- und körperliche Depressionssymptome finden sich in den Teilstichproben 1, 3 und 4.

Auch wenn die Teilstichprobe 2 durch relevante Ladungen körperlicher Angstitems auf dem psychischen Faktor vom Grundmuster der Gesamtstichprobe abweicht und Stichprobe 4 eine ebensolche Abweichung durch Ladung von 3 psychischen Angstitems auf dem körperlichen Faktor aufweist, bleibt die Trennung körperlicher und psychischer Items im Bereich der HAMD-Items als stabiler Befund über alle 4 Teilstichproben bestehen.

Entwicklung einer neuen 2-Faktoren-Skala

Die fehlende Trennbarkeit von Angst- und Depressionsitems der Hamilton-Skalen legen zusammen mit der weitgehend stichprobenunabhängigen Trennung von psychischen und körperlichen Items eine modifizierte Anwendung der Hamilton-Skalen nahe. Ausgehend von der 2-Faktoren-Lösung in der Gesamt-

Tabelle 7. Itemladungen der varimaxrotierten 2-Faktoren-Lösung der 14 Items bei $n = 554$

Items		Ladungen	
		F1	F2
	% erklärte Varianz	21,4	20,4
4 (HAMA 5)	Intellektuelle Verlangsamung	0,094	−0,731
5 (HAMA 14)	Ängstliches Verhalten	0,260	−0,520
7 (HAMA 8)	Sensorische Symptome	0,501	−0,147
8 (HAMA 9)	Kardiovaskuläre Symptome	0,614	−0,083
9 (HAMA 10)	Respiratorische Symptome	0,557	0,014
10 (HAMA 11)	Gastrointestinale Symptome	0,485	−0,049
12 (HAMA 13)	Neurovegetative Symptome	0,629	−0,025
13 (HAMD 1)	Depressive Stimmung	0,184	−0,751
14 (HAMD 2)	Schuldgefühle	−0.028	−0,578
16 (HAMD 7)	Arbeit und sonstige Tätigkeiten	0,282	−0,700
17 (HAMD 8)	Depressive Hemmung	−0,081	−0,759
20 (HAMD 4)	Einschlafstörungen	0,661	−0,115
21 (HAMD 5)	Durchschlafstörungen	0,657	−0,152
22 (HAMD 6)	Schlafstörungen am Morgen	0,604	−0,136

stichprobe (Tabelle 5) wurde versucht, jene Items zu identifizieren, die eine möglichst klare Trennung eines psychischen und körperlichen Faktors erlauben. Hierfür wurden zunächst all jene Items eliminiert, die in der 2-Faktoren-Lösung auf keinem der beiden Faktoren eine relevante Lösung von 0,4 oder höher aufzeigten oder aber auf beiden Faktoren relevant luden. Im nächsten Schritt wurden zusätzlich diejenigen Items herausgenommen, deren Kommunalität unter 20% lag. Schließlich wurden noch jene Items mit einer absoluten Ladungsdifferenz zwischen beiden Faktoren kleiner als 0,3 herausgenommen.

Es verblieben 14 Items, von denen je 7 der HAMD und der HAMA entstammen und die sich inhaltlich in 6 psychische und 8 körperliche Items zusammenfassen lassen. Die varimaxrotierte 2-Faktoren-Lösung dieser 14-Item-Skala (Tabelle 7) weist eine eindeutige Trennung körperlicher und psychischer Items mit durchgehend relevanten Ladungen auf; beide Faktoren erklären 41,8% der Varianz; dies sind gut 10% mehr, als die 2-Faktoren-Lösung der Vereinigungsskala mit 25 Items erreicht.

Validität der 14-Item-Skala

Eine erste Überprüfung der prädiktiven Validität dieser zweifaktoriellen 14-Item-Skala wurde retrospektiv an einer Stichprobe von 39 stationären Patienten mit einer Major-Depressive-Episode nach DSM III durchgeführt. Diese Patienten waren Teilnehmer einer Therapiestudie, die − unter anderer Fragestellung − nach einer 2wöchigen medikamentenfreien Vorphase keine Spontanremission gezeigt und darauf einer 3wöchigen Therapie mit 150 mg Amitriptylin oder Imipramin pro Tag unterzogen wurden. Der Therapieerfolg wurde u. a. auf einer 7-Punkte-Globalskala am Ende der Therapiephase eingeschätzt; als Response wurde ein Globalscore von 5 und höher gewertet. Das initiale Rating auf den beiden Hamilton-Skalen und das abschließende Response-Rating erfolgten unabhängig und blind.

Als Validitätskriterium wurde die Vorhersage des Therapieresponse definiert. Ausgehend von den Befunden von Quitkin et al. (1980) und Paykel et al. (1983), nach welchen Patienten mit einer Angstdepression schlechter auf Trizyklika ansprechen, wurde die Forderung gestellt, daß eine prädiktiv-valide Angstskala in der Lage sein sollte, Trizyklika-Nonresponder zu identifizieren; umgekehrt wurde gefordert, daß eine von Angstaspekten freie Depressionsskala keinen Bezug zum Therapieresponse aufweisen sollte.

Es wurden entsprechend folgende Hypothesen geprüft:

1. Nonresponder zeigen einen höheren HAMA-Score als Responder.
2. Nonresponder zeigen einen höheren Score als Responder in der körperlichen Subskala.
3. Nonresponder und Responder unterscheiden sich nicht im HAMD-Score.
4. Nonresponder und Responder unterscheiden sich nicht im Score der psychischen Subskala.

Die Hypothese der Unterscheidung von Respondern und Nonrespondern wird nur von der körperlichen Subskala erfüllt ($p = 0,02$), nicht aber von der

Tabelle 8. Mittelwertsvergleich verschiedener Skalen zwischen Respondern und Nonrespondern auf Amitriptylin bzw. Imipramin ($n = 39$)

	HAMA		körperliche Subskala		HAMD		psychische Subskala	
	R	NR	R	NR	R	NR	R	NR
Mittelwert	17,6	20,1	7,3	10,6	21,2	23,2	11,2	10,6
SD	8,8	8,6	3,8	3,9	9,1	7.0	6,2	3,9
Signifikanz	$p = 0,26$		$p = 0,02$		$p = 0,26$		$p = 0,37$	

HAMA (Tabelle 8). Die Nichtdifferenzierungshypothese wird dagegen sowohl von der psychischen Subskala als auch von der HAMD erfüllt. Dieses Ergebnis belegt, daß die HAMA trotz ihres Anspruches, Angst zu messen, nicht in der Lage ist, den Typus nichtresponsiver Angstdepressionen zu identifizieren; wohl aber ist die körperliche Subskala hierzu in der Lage.

Ausblick

Neben dem Hinweis, daß es offenbar die körperlichen Angstaspekte sind, die mit dem schlechten Ansprechen auf Trizyklika assoziiert sind, weist die aus 14 Items bestehende Vereinigungsskala aus HAMA und HAMD in ihrer Subskalierbarkeit eine prädiktive Validität auf, die von der getrennten Anwendung von HAMD und HAMA nicht erreicht wird. Dieses Ergebnis sollte zumindest ermutigen, weitere vergleichende Validitätsuntersuchungen der Vereinigungsskala durchzuführen. Insbesondere für den Vergleich von Benzodiazepinen und Antidepressiva im Bereich der Depressionsbehandlung wird sich erweisen müssen, ob mit dieser Vereinigungsskala eine bessere Unterscheidung der Wirkaspekte möglich ist, als mit der Anwendung von HAMA und HAMD.

Diskussion

Heimann: Ich habe eine Verständnisfrage. Soweit ich Ihren Ausführungen entnehmen konnte, trennen die Skalen nicht zwischen Angst und Depression. Dagegen werden somatische von psychischen Symptomen getrennt.

Philipp: Ja, das stimmt so.

Margraf: Ebenfalls eine Verständnisfrage. Warum wurde keine Diskriminanzanalyse gerechnet?

Philipp: Es kam uns hier auf eine vergleichende Evaluierung an. Insbesondere wollten wir depressive Responder und Nonresponder unterscheiden.

Muthny: Ich meine, daß es sich hierbei um ein psychologisches Konstrukt handelt. In meinen Augen sind Angst und Depression nicht voneinander zu trennen. Ich würde folgenden Vorschlag machen: Die Krankheitsverarbeitung sollte anhand von Selfratings evaluiert werden, und zusätzlich sollte ein Rating des behandelnden Arztes erfolgen.

Laakmann: Nach den Angaben von Hamilton sind die beiden Skalen HAMA und HAMD nicht für die gleichen Patienten anwendbar. Die HAMD ist für Depressionen und die HAMA ist für Angstneurosen geeignet. Deshalb glaube ich nicht, daß dieses Verfahren richtig ist.

Philipp: Wir kennen die Hamilton Instructions; wir halten unser Vorgehen für gerechtfertigt, wenn es darum geht, validere Subskalen zu entwickeln.

Engel: Auch wenn es die Instruktionen von Hamilton gibt, ist es meiner Meinung nach erlaubt, für gleiche Patienten zwei verschiedene Skalen anzuwenden. Es kommt letztendlich auf das Ergebnis und auf die Höhe der Korrelation an. Auch bei hohen Korrelationen können solche Skalen durchaus noch ausreichend unterschiedliche Aspekte erfassen. Wir kennen das aus dem MMPI, wo einzelne klinische Skalen von 0,80 untereinander korrelieren.

Böker: Meine Frage zielt auf körperliche und psychische Angstsyndrome ab. Schizophrene und verschiedene Angstformen unterscheiden sich hier durchaus. Sind die Unterformen der Skalen geeignet, solche Unterformen zu evaluieren?

Philipp: Es ist ein interessanter Aspekt, der aber noch nicht untersucht wurde.

Literatur

Cattell RB (1966) The Scree test for the number of factors. Mult Behav Res 1:112–125
Hamilton M (1959) The assessment of anxiety states by rating. Br J Med Psychol 32:50–55
Hamilton M (1960) A rating scale for depression. J Neurol Neurosurg Psychiatry 23:56–62
Maier W, Philipp M, Benkert O (1984) Die Bedeutung der körperbezogenen Angst für die Differenzierung zwischen Angst und Depression. In: Götze P (Hrsg) Leitsymptom Angst. Springer, Berlin Heidelberg New York Tokyo, S 88–102
Paykel ES, Parker RR, Rowan PR, Rao BM, Taylor CN (1983) Nosology of atypical depression. Psychol Med 13:131–139
Philipp M, Maier W, Buller R, Hochheiser P (1986) Angst, Depression und körperliche Symptome. Faktorenanalyse der kombinierten Hamilton-Angst- und Depressionsskala bei depressiven Syndromen. In: Helmchen H, Linden M (Hrsg) Die Differenzierung von Angst und Depression. Springer, Berlin Heidelberg New York Tokyo, S 83–94
Quitkin FM, Rifkin A, Klein DF (1980) Monoaminoxidase inhibitors: Review of antidepressant effectiveness. Arch Gen Psychiatry 36:749–760

Das Paniksyndrom: Symptome, Verlauf, Prädiktoren

R. Buller, W. Maier und O. Benkert

In den letzten Jahren wird zunehmend der Begriff „Paniksyndrom" für solche Krankheitszustände angewandt, bei denen episodische spontane Angstzustände mit körperlichen Begleitsymptomen im Vordergrund stehen. Das Konzept des Paniksyndroms geht auf die Beobachtung von Klein (1964) zurück, der zeigen konnte, daß bei Patienten mit Panikattacken unter einer Behandlung mit Imipramin die Frequenz der Attacken und das Hilfesuchverhalten abnahmen. Seit 1980 ist die Diagnose auch in die offizielle amerikanische Klassifikation, das Diagnostic and Statistical Manual of Mental Disorders, Third Edition (DSM III) (American Psychiatric Association, APA 1980) aufgenommen (Tabelle 1). Die Bedeutung der neuen Kategorie, deren Kriterien sich nur auf die Querschnittssymptomatik beziehen, liegt in der Vorhersage eines günstigen Therapieansprechens bei Gabe von trizyklischen Antidepressiva (z. B. Imipramin) und MAO-Hemmern (z. B. Phenelzin); die Wirksamkeit von Benzodiazepinen (z. B. Alprazolam) wird z. Z. geprüft (Ballenger 1986).

Tabelle 1. DSM III (APA 1980). Diagnostische Kriterien Paniksyndrom

A) Mindestens 3 Panikattacken innerhalb eines Zeitraumes von 3 Wochen, unter Umständen, die nicht auf einer ausgeprägten körperlichen Erschöpfung oder einer lebensbedrohenden Situation beruhen. Die Attacken werden nicht durch Exposition gegenüber einem umschriebenen phobischen Stimulus ausgelöst.

B) Panikattacken zeigen sich in abgegrenzten Perioden mit Ängstlichkeit oder Furcht und in mindestens vier der folgenden Symptome während jeder Attacke:
1. Dyspnoe;
2. Palpitationen;
3. Schmerzen oder Unwohlsein in der Brust;
4. Erstickungs- oder Beklemmungsgefühle;
5. Benommenheit, Schwindel oder Gefühl der Unsicherheit;
6. Gefühl der Unwirklichkeit;
7. Parästhesien (Kribbeln in Händen oder Füßen);
8. Hitze- und Kältewellen;
9. Schwitzen;
10. Schwäche;
11. Zittern oder Beben;
12. Furcht zu sterben, verrückt zu werden oder während einer Attacke etwas Unkontrolliertes zu tun.

C) Nicht durch eine körperliche oder eine andere psychische Störung wie typische Depression, Somatisierungssyndrom oder Schizophrenie bedingt.

D) Nicht mit Agoraphobie verbunden.

Eine abschließende Beurteilung der Validität des Paniksyndroms steht allerdings so lange aus, bis zu wichtigen Validierungsparametern wie familiäre Belastung und Verlauf genauere Daten vorliegen. Nach der ICD-9-Klassifikation werden die nach DSM III unterschiedlichen Erkrankungen Paniksyndrom und generalisiertes Angstsyndrom nur summarisch als Angstneurosen klassifiziert. Insofern sind Befunde über den Verlauf der „Angstneurose" (Noyes u. Clancy 1976) für das Paniksyndrom nur begrenzt übertragbar. Zugleich ist der Umfang, den die Kategorie Paniksyndrom besitzen sollte, umstritten. So wurde für die Revision der DSM-III-Kriterien vorgeschlagen, die Ausschlußkriterien Depression und Agoraphobie fallenzulassen.

Zur weiteren Aufklärung dieser Klassifikationsfragen und zur Abschätzung der Prognose des Paniksyndroms wurde eine eigene prospektive Verlaufsuntersuchung durchgeführt.

Methodik

Für die Auswahl des Kollektivs wurden Kriterien zugrunde gelegt, die über die DSM-III-Kriterien hinausgehen: ein gleichzeitiges Vorhandensein einer Agoraphobie oder einer Depression wurde nicht als Ausschlußkriterium für die Diagnose eines Paniksyndroms gewertet.

Dieses Vorgehen stützt sich auf familiengenetische Befunde (Leckman et al. 1983), in denen gezeigt werden konnte, daß sich die familiäre Belastung bei Angehörigen von Patienten mit reiner Depression unterschied von der Belastung bei Angehörigen von Patienten mit Depression und zusätzlichem Paniksyndrom. Weiterhin konnte die Arbeitsgruppe um Breier zeigen, daß der Verlauf der Angstsymptomatik bei Patienten mit Paniksyndrom unabhängig vom Auftreten einer depressiven Episode war (Breier et al. 1984). Ein Verzicht auf hierarchische Ausschlußkriterien wird auch für die Revision des DSM III propagiert (DSM III R).

In die Untersuchung wurden 97 Patienten mit mindestens 3 Panikattacken in 3 Wochen aufgenommen, die keine psychotischen Symptome boten und körperlich gesund waren.

Die Patienten wurden sowohl aus psychiatrischen Einrichtungen (niedergelassene Nervenärzte, Psychiatrische Klinik und Poliklinik) als auch aus nichtpsychiatrischen Institutionen (Psychosomatische Klinik, Kardiologische Poliklinik, niedergelassene Internisten und Allgemeinärzte) rekrutiert. Die Diagnosestellung bei der Indexuntersuchung erfolgte mit strukturierten Interviews: Structured Clinical Interview for DSM-III, Upjohn Version (SCID-UP) und Diagnostic Interview Schedule (DIS). Bei der Verlaufsuntersuchung wurden die Daten wiederum strukturiert durch das SCID-UP (modifiziert für diesen Zweck) sowie durch das Longitudinal Interval Follow-up Evaluation (LIFE) zur Erfassung der psychosozialen Variablen erhoben.

Die Vergleiche zwischen initialer Psychopathologie und Verlaufsbefund erfolgten mittels *T*-Test bzw. McNemar-Test. Die Variablen wurden über den Chi-Quadrat-Test nach Dichotomisierung auf ihre Assoziation mit einem ungünstigen Verlauf geprüft.

Ergebnisse

Von den 97 Patienten des Ursprungskollektivs konnten 77 (d. h. 79% des Ausgangskollektivs) nach 1jährigem Verlauf nachuntersucht werden. Zwischenzeitlich waren 4 Patientinnen verstorben (1 durch Suizid, 3 durch natürlichen Tod); 8 Patienten waren unbekannt verzogen, weitere 8 verweigerten die Teilnahme.

Symptomatik

Bei der Indexuntersuchung standen herz-kreislauf-bezogene Symptome im Vordergrund (Tabelle 2). Todesangst und Angst vor Kontrollverlust fanden sich bei der Hälfte des Kollektivs.

Ein isoliertes Paniksyndrom war eher die Ausnahme. Tabelle 3 enthält assoziierte Syndrome, die nach DSM-III-Einschlußkriterien diagnostiziert worden waren. Die Mehrzahl der Patienten zeigte anamnestisch zumindest eine depressive Episode (64%). Ein agoraphobes Vermeidungsverhalten wurde bei 35% des Kollektivs angetroffen. Assoziierte Agoraphobie und positive Depressionsanamnese wurden zur Unterteilung des Kollektivs in Subgruppen herangezogen (Buller et al. 1986); dabei ließ sich zeigen, daß ein Vermeidungsverhalten mit einer stärkeren Ausprägung des Paniksyndroms einherging, während die Depression nur geringen Einfluß auf die Schwere der Angstsymptomatik besaß.

Tabelle 2. Häufigkeit von Symptomen in der Panikattacke ($n = 97$)

Symptome	(%)
Tachykardie	83,5
Hitzewallungen, Kälteschauer	81,4
Erstickungs-, Beklemmungsgefühle	78,4
Zittern, Beben	78,4
Benommenheit, Schwindel	75,3
Schwitzen	72,2
Schmerzen in der Brust	62,9
Atemnot	55,7
Angst zu sterben	51,5
Angst, verrückt zu werden oder die Kontrolle zu verlieren	49,5
Abdominelle Beschwerden	45,4
Ohnmachtsgefühle	43,3
Parästhesien	42,3
Depersonalisation, Derealisation	37,1

Tabelle 3. Assoziierte Syndrome (Einschlußkriterien nach DSM III) ($n = 97$)

Syndrome	(%)
Agoraphobie	35
Generalisierte Angst	41
Einfache Phobie	11
Soziophobie	17
Zwangssyndrom	13
Gegenwärtige Depression (MDE)	46
Frühere Depression (MDE)	64
Bipolare Störung	6
Sekundäre Depression	38
Primäre Depression	27
Somatisierungssyndrom	10
Abusus	11
Dysthymie	10
Zyklothyme Störung	4

Verlauf

Zum Zeitpunkt der Nachuntersuchung waren 70% des Kollektivs im Bereich Arbeit nicht beeinträchtigt. Keine Behinderung in den zwischenmenschlichen Beziehungen im Rahmen der Familie fanden sich bei 78%, gegenüber Freunden bei 85%, in der Freizeit bei 76%. Mit ihrer Lage zufrieden waren 71% des Kollektivs.

Tabelle 4 gibt die Veränderungen gegenüber dem Indexzeitraum wieder: die größte Verbesserung betraf den Bereich Arbeit, die geringste Besserung den Bereich Beziehung zu Freunden. Das Syndrom hatte sich auf diesen Bereich allerdings auch am geringsten ausgewirkt.

Die Veränderungen in den psychopathologischen Variablen sind in Tabelle 5 dargestellt.

Die Anzahl der Panikattacken ging auf etwa ein Drittel des Ausgangswertes zurück. Im Mittel hatten die Patienten über ca. 23 Wochen überhaupt keine

Tabelle 4. Veränderung psychosozialer Funktionen gegenüber Indexuntersuchung (in Prozent)

Bereich	viel besser, etwas besser	gleich	etwas schlechter, viel schlechter
Arbeit	66	24	10
Zwischenmenschliche Beziehungen			
Familie	33	55	12
Freunde	28	44	28
Freizeit	54	32	14
Globale Zufriedenheit	60	24	16

Tabelle 5. Veränderung der Psychopathologie im Einjahresverlauf ($n = 77$)

	Index-untersuchung		Verlauf nach 1 Jahr	
Häufigkeit der Panikattacken (letzte Woche)	4,49		1,81	**
Längster Zeitraum ohne Panikattacken (Wochen)	–		22,9	
Anzahl der Patienten mit Panikattacken				
im letzten Monat	100%	§	45%	**
im letzten ½ Jahr	100%	§	70%	**
Anzahl der Patienten mit Vermeidungsverhalten	62%		39%	
Anzahl der Patienten mit chronischer Angst (1 Jahr)	52%		45%	
Längster Zeitraum ohne Depression (Wochen)	–		41,36	
Gegenwärtige Depression	48%		14%	**
Anzahl der Patienten mit neuer Depression	–		30%	
Anzahl der Patienten mit chronischer Depression (1 Jahr)	45%		21%	

§ entsprechend Selektionskriterien
**: $p < 0,05$; $< 0,01$ T-test bzw. McNemar-Test

Attacken. Zwar litten 70% der Patienten auch in der zweiten Hälfte des Verlaufsjahres weiter an Panikattacken, doch waren 30% vollständig remittiert. Gleichfalls verringerte sich die Zahl der Patienten mit Vermeidungsverhalten, während chronische Angst unbeeinflußt blieb. Auch für die depressive Symptomatik ergaben sich deutliche Verbesserungen: Zwar zeigten 30% des Kollektivs erneut eine depressive Episode, doch waren am Nachuntersuchungszeitpunkt deutlich weniger Patienten (14%) an einer Depression erkrankt. Eine mäßige Besserung war auch für chronische Depressionen zu erkennen.

Prädiktoren

Da die Untersuchung prospektiv angelegt war, konnten wir die bei der Indexerhebung beurteilten Variablen auf ihre prädiktive Kraft für den Verlauf untersuchen. Aus den Variablen Alter, Geschlecht, Familienstand, Erstmanifestationsalter, Erkrankungsdauer, Behandlungsstatus, Zahl der Panikattacken, Ausmaß des Vermeidungsverhaltens, Anzahl der Symptome, Vorhandensein von Soziophobie, einfacher Phobie, chronischer Angst, chronischer Depression und depressiver Episoden wurden solche ausgewählt, die signifikant mit einem ungünstigen Verlauf assoziiert waren.

Tabelle 6 enthält die Prädiktoren für die psychosoziale Beeinträchtigung. Eine Behinderung in der Arbeit wurde hauptsächlich durch Depression und chronische Angst vorhergesagt, während eine Behinderung im zwischenmenschlichen Bereich und in der Freizeit eher durch Angstphänomene prädiziert wurde. Eine soziale Beeinträchtigung zum Indexzeitraum sagte für Arbeit, Freizeit und Zufriedenheit fortbestehende Beeinträchtigung vorher.

Tabelle 7 enthält die Prädiktoren für einen ungünstigen psychopathologischen Befund während des Verlaufes. Vermeidungsverhalten war der beste Prädiktor für ungünstige Befunde, die Angstsymptome betreffend, während für Be-

Tabelle 6. Zusammenhang zwischen Verlauf und Prädiktor (Chi-Quadrat-Test)

Verlaufsvariable* (1 Jahr nach Indexuntersuchung)	Prädiktorvariable (Indexuntersuchung)	
Psychosoziale Funktion:		
Arbeit	Anamnestische Depression	$(p = 0,04)$
(Behinderung)	Chronische Angst	$(p = 0,05)$
	Soziale Beeinträchtigung	$(p = 0,05)$
Zwischenmenschliche Beziehungen	Chronische Angst	$(p = 0,03)$
(Behinderung)	Vermeidungsverhalten	$(p = 0,05)$
Freizeit	Vermeidungsverhalten	$(p = 0,04)$
(Behinderung)	Soziale Beeinträchtigung	$(p = 0,04)$
Zufriedenheit	Chronische Angst	$(p = 0,04)$
(Behinderung)	Soziale Beeinträchtigung	$(p = 0,04)$

* dichotomisiert

Tabelle 7. Prognosefaktoren für Verlauf (Chi-Quadrat-Test)

Abhängige Variable (Verlaufsuntersuchung)	Prädiktorvariable (Indexuntersuchung)	
Anzahl der Panikattacken (letzte Woche)	Vermeidungsverhalten	$(p = 0,01)$
	Geschlecht	$(p = 0,03)$
Vermeidungsverhalten	Vermeidungsverhalten	$(p = 0,02)$
	Geschlecht	$(p = 0,02)$
	Sekundäre Depression	$(p = 0,04)$
	Chronische Depression	$(p = 0,05)$
Chronische Angst	Vermeidungsverhalten	$(p = 0,03)$
	Chronische Angst	$(p = 0,03)$
Längster Zeitraum ohne Depression	Anamnestische Depression	$(p = 0,01)$
	Geschlecht	$(p = 0,05)$
Erneute Depression	Anamnestische Depression	$(p = 0,01)$
	Geschlecht	$(p = 0,02)$

einträchtigung durch depressive Symptomatik der beste Prädiktor eine Depressionsanamnese war. Frauen zeigten einen signifikant schlechteren Verlauf hinsichtlich Angst (mit Ausnahme der chronischen Angst) und hinsichtlich Depression.

Zusammenfassung

Unsere Untersuchung weist nach, daß auch in einem deutschsprachigen Kollektiv die Diagnosekriterien für das Paniksyndrom erfüllt werden. Die Symptomatik der Attacken ist vorwiegend geprägt von kardiopulmonalen Beschwerden, die im deutschsprachigen Schrifttum als Hinweis auf ein Herzangstsyndrom gewertet werden. Zwischenzeitlich konnte gezeigt werden, daß das Paniksyndrom die Diagnose des Herzangstsyndroms teilweise mitumfaßt (Maier et al. 1985).

Aus der Vielzahl begleitender Syndrome kann abgeleitet werden, daß ein isoliertes Paniksyndrom selten angetroffen wird. Die durch assoziierte Agoraphobie bzw. positive Depressionsanamnese markierten Subgruppen besitzen jedoch eigene deskriptive und prospektive Validität.

Die Unabhängigkeit von Angstsymptomatik und depressiver Symptomatik, die sich bereits in der Indexerhebung zeigte (Buller et al. 1986), findet sich auch in Verlaufs- bzw. Prädiktorbefunden wieder. Vermeidungsverhalten und Depression prädizierten jeweils separat entweder einen ungünstigen Verlauf der Angst oder der Depression.

Aus unseren Befunden leiten wir den Vorschlag ab, das Paniksyndrom einerseits nach dem Vorhandensein bzw. Nicht-Vorhandensein eines agoraphoben Vermeidungsverhalten zu subtypisieren, andererseits in Fällen, in denen Paniksyndrom und Depression gemeinsam auftreten, beide Diagnosen zu vergeben, statt − wie bisher − alleine eine Depression zu diagnostizieren.

Insgesamt ist der 1jährige Verlauf bei Patienten mit Paniksyndrom günstiger, als dies aus Studien über die Angstneurose hätte vermutet werden können (Noyes u. Clancy 1976). In unserem Kollektiv erfolgte keine systematische Behandlung, die Daten der Indexuntersuchung waren ohne Einfluß auf die Wahl der Therapie durch den behandelnden Arzt. Folglich muß sich jede Therapieform an einer Remissionsrate von 30% im Einjahresverlauf messen lassen, die bei einem natürlichen Verlauf ohne systematische Behandlung erzielt wird. Dennoch ist längerfristig eine ungünstigere Prognose nicht auszuschließen, sofern der Verlauf episodischer Natur wäre.

Obwohl unsere Befunde bislang nicht repliziert oder kreuzvalidiert wurden, stützen die Ergebnisse die Bemühungen um eine Revision des DSM III, bei der für Diagnosen nur noch Einschlußkriterien zu berücksichtigen sind. Als Folge eines Verzichtes auf die hierarchischen Ausschlußkriterien wurden vermehrt Mehrfachdiagnosen vergeben (z.B. Major Depression, Paniksyndrom, einfache Phobie).

Darüber hinaus sind weitere prospektive Untersuchungen erforderlich, die einen längeren Verlauf abbilden und mit kontrollierten Therapiebedingungen einhergehen.

Diskussion

Albus: Wurde im Verlauf der Erkrankung bei den Patienten therapeutisch interveniert?

Benkert: Nein. Es handelt sich um eine naturalistische Studie.

Albus: Wie haben Sie die Panikerkrankung definiert?

Benkert: Entsprechend dem DSM III mußten mindestens drei Panikattacken in drei Wochen vorhanden sein.

Saß: Ich habe eine Frage zur Psychopathologie. Die Einbettung der Angstsyndrome hängt von vielerlei Faktoren ab, z.B. von der Persönlichkeit.

Benkert: Ich bin hierbei skeptisch, aber möglicherweise kommen wir auf diese Art und Weise zu neuen Modellen.

Strian: Wie häufig tritt eine Agoraphobie vor Panikattacken auf?

Benkert: Diese tritt selten auf. Angst in Zürich hat solche Untersuchungen vorgenommen. Mir ist jedoch der Prozentsatz nicht bekannt.

Katschnig: In meinen Augen reicht es nicht aus, einen Zeitpunkt 1 und 2 miteinander zu vergleichen, da es sich häufig um phasische Verläufe handelt. Man muß dabei berücksichtigen, daß z.B. zu einem bestimmten Zeitpunkt eine Vollremission vorliegt, und dies wird dann im Mittelwert nicht genügend berücksichtigt.

Benkert: Selbstverständlich gibt es verschiedene Outcome-Daten, und es kommt darauf an, in welchem Zeitraum solche Untersuchungen vorgenommen werden. Es ist sicherlich schwierig, einen langfristigen Verlauf genau zu erfassen.

Katschnig: Ich muß noch erwähnen, daß „life events" für Verläufe eine Rolle spielen können.

Müller: Welche Rolle spielt die Einnahme von Benzodiazepinen? Entgegen der ursprünglichen Annahme von Donald Klein scheinen Benzodiazepine wirksam zu sein.

Benkert: Ich muß noch einmal betonen, daß es sich um eine naturalistische Gruppe handelt. Einige Patienten haben Benzodiazepine eingenommen.

Margraf: Zur Frage der Panikattacken vor Agoraphobien bzw. umgekehrt. Nach entsprechenden Studien von Myrna Weissmann treten bei ⅓ der Patienten Panikattacken zuerst und dann Agoraphobien auf, bei einem weiteren Drittel Agoraphobien ohne Panikattacken, und bei einem weiteren Drittel handelt es sich um eine Limited-panic-Attacke mit Agoraphobie. In bezug auf die Annahme von D. Klein handelt es sich wahrscheinlich um eine voreilige Schlußfolgerung, da zunächst trizyklische Antidepressiva bei generalisierter Angst weniger gut untersucht waren. Inzwischen gibt es mehr und mehr Untersuchungen, die zeigen, daß trizyklische Antidepressiva bei allen Formen der Angst von therapeutischem Nutzen sein können.

Engel: Phobien wurden schon vor über 100 Jahren als eigenständiges Krankheitsbild beschrieben, Panikattacken dagegen gibt es erst seit kurzem.

Benkert: Panikattacken wurden schon Ende des 18. Jahrhunderts beschrieben.

Benkert zu Margraf: Sie können durchaus recht haben, aber Donald Klein hat neue Ansatzpunkte für die Forschung geliefert.

Literatur

American Psychiatric Association (1980) Diagnostic and Statistical Manual of Mental Disorders, 3rd edn (DSM III). American Psychiatric Association, Washington, D.C.

Ballenger J (1986) Pharmacological treatments of panic disorders. Proceedings of the 15th Collegium International Neuro-Psychopharmacologicum Congress. Clin Neuropharmacol 9 [Suppl 4]: 149–151

Breier A, Charney DS, Heniger GR (1984) Major depression in patients with agoraphobia and panic disorder. Arch Gen Psychiatry 41: 1129–1135

Buller R, Maier W, Benkert O (1986) Clinical subtypes in panic disorder: Their descriptive and prospective validity. J Affective Disord 11: 105–114

Klein DF (1964) Delineation of two drug-responsive anxiety syndroms. Psychopharmacology 5: 397–408

Klein DF, Zitrin CM, Woerner M (1978) Antidepressants, anxiety, panic, and phobia. In: Lipton MA, Dimascio A, Kikan KF (eds) Psychopharmacology: A generation of progress. Raven Press, New York

Leckman JF, Merikangas KF, Pauls DL, Prussoff BA, Weissman MM (1983) Anxiety disorders and depression: Contradictions between family study data and DSM III conventions. Am J Psychiatry 140: 880–882

Maier W, Buller R, Rieger H, Benkert O (1985) The cardiac anxiety syndrome – a subtype of panic attacks. Eur Arch Psychiat Neurol Sci 235: 146–152

Noyes R, Clancy J (1976) Anxiety neurosis: A 5-year-follow-up. J Nerv Ment Dis 162: 200–205

Angstsymptome in der Schizophrenie

K. Koehler

Einleitung

Die Problematik der Gewichtung von Angstphänomenen im Rahmen endogener Psychosen im allgemeinen und bei der Schizophrenie im besonderen scheint die meisten Forscher der Gegenwart nur wenig zu interessieren. Das gleiche gilt auch für die Mehrzahl einflußreicher älterer Autoren. In seiner Beschreibung der Dementia praecox und des manisch depressiven Irreseins hatte Kraepelin (1913) Symptome der Angst kaum beachtet; beispielsweise wurde die Tatsache überhaupt nicht erwähnt, daß Angstattacken in diesen Zustandsbildern im Vordergrund stehen und differentialdiagnostische Schwierigkeiten bereiten können. Diese Aspekte wurden in den Schriften von Eugen Bleuler (1911) und Mayer-Gross (1932) auf ähnliche Weise vernachlässigt.

Im Gegensatz dazu hatten Kleist (1928) und Leonhard (1939) immer die zentrale Rolle der Angst bei der Differentialdiagnostik der endogenen Psychosen betont. Beide hoben hervor − um nur einen Punkt zu nennen −, daß ein Beziehungs- bzw. Verfolgungswahn und das Stimmenhören nur bedenklich sind, wenn sie ohne größere Angst und Ratlosigkeit auftreten; nur bei deren Fehlen könnte eher an eine Schizophrenie gedacht werden. Diese wohlbekannten Ansichten stellen einen Teil ihres Konzeptes der Angstpsychose dar, was leicht bis zu Wernickes (1900) „Grundriss der Psychiatrie" zurückverfolgt werden kann. Was aber nicht so bekannt ist, ist die Tatsache, daß Wernicke auch eine der gelungensten Analysen hinsichtlich der komplexen klinischen Beziehungen, die zwischen Angstanfällen und Entfremdungserscheinungen bei endogenen Psychosen bestehen, durchgeführt hatte. Die folgenden Ausführungen werden sich also mit der besonderen Problematik dieser psychopathologischen Zusammenhänge befassen.

Am Anfang scheint es wichtig, sich darüber im klaren zu sein, daß die durch Depersonalisation und/oder Derealisation *stark* gefärbten Angstattacken seltenere Varianten des sog. Paniksyndroms darstellen. Deshalb hatten Spitzer u. Williams (1983) kürzlich vorgeschlagen, das Item der Entfremdungserscheinungen aus den diagnostischen Kriterien für eine Panikattacke zu streichen. Daraus folgt, daß in den meisten neueren Studien die Panikattacken bei Probanden mit entweder einer reinen Panikerkrankung, einer Agoraphobie oder einer Panikerkrankung, in deren Verlauf irgendwann auch eine „major depression" auftrat, in der überwiegenden Mehrzahl wahrscheinlich nicht mit ausgeprägter Depersonalisation und Derealisation zusammen vorkamen (z. B. Breier et al. 1984; Fawcett u. Kravitz 1983). Dies ist vermutlich auch der Grund dafür, daß moderne Untersuchungen kaum phänomenologische Details über die Verbindungen zwischen Angstattacken und Entfremdungserscheinungen bis jetzt berichtet haben.

Darüber hinaus kann man auch feststellen, daß die empirischen Erkenntnisse in diesem psychopathologischen Bereich noch magerer ausfallen, wenn man die Aufmerksamkeit auf das Vorkommen solcher Symptomkonstellationen bei schizophrenen Erkrankungen lenkt.

Das Hauptziel dieser Arbeit ist es, einige der Schwierigkeiten zu durchleuchten, die bei der diagnostischen Interpretation von Angstattacken entstehen können, wenn diese mit ausgeprägten Entfremdungsphänomenen assoziiert sind. Auf diese Weise wird erhofft, wenigstens eine partielle Antwort auf folgende Frage zu erhalten: Wann rufen solche Zustandsbilder den Verdacht auf eine Schizophrenie hervor? Wenn hier von Schizophrenie die Rede ist, sollen jene klinischen Bereiche angesprochen werden, welche die akuten Schizophrenien im Sinne Kurt Schneiders (1971) wie auch die akuten schizoaffektiven bzw. „major" affektiven Erkrankungen mit psychotischen Merkmalen nach RDC (Spitzer et al. 1977) oder DSM III (American Psychiatric Association 1980) umfassen. Bekannterweise zielen die erwähnten Konzepte mehr oder weniger auf eine weite Grenzziehung der Schizophrenie bzw. der affektiven Psychosen. Auf dem Hintergrund dieser diagnostischen Überlegungen also werden wir jene speziellen Formen der Panikattacke besprechen, die mit Entfremdungserscheinungen − insbesondere Störungen des Gefühls der persönlichen Identität − gekoppelt auftreten.

Entfremdungsergebnisse und Angstattacken bei Wernicke

Wernicke (1900) war der Ansicht, daß die Desorientierung das eigentliche Wesen aller akuten Geisteskrankheiten ausmache. Unter diesem Begriff faßte er alle krankhaften Veränderungen des Bewußtseinsinhaltes zusammen; zum größten Teil stellen diese Phänomene wahrscheinlich diejenigen Symptome dar, die wir heute „psychotisch" zu nennen pflegen. Das Bewußtsein und damit auch alle darin vorkommenden Phänomene und Inhalte wurden von Wernicke in drei Gebiete aufgeteilt, nämlich den der Körperlichkeit, der Außenwelt und der Persönlichkeit. Diesen Bereichen entsprachen die somatopsychische, die allopsychische und die autopsychische Art der Desorientierung. In seinem Verständnis also verband sich naturgemäß die sog. akute Desorientierung häufig mit einem sehr lebhaften Affekt, den er Ratlosigkeit nannte; dieser Affekt, meinte Wernicke, ließ sich nicht streng von der Desorientierung abtrennen. Demgemäß gab es für ihn drei Typen der Ratlosigkeit, die auch entsprechend somatopsychisch, allopsychisch und autopsychisch genannt wurden. In seinem psychopathologischen Konzept stellten diese verschiedenen Formen der akuten Ratlosigkeit den Entstehungsboden von Entfremdungserscheinungen im Bereich des Körpers, der Außenwelt oder der Persönlichkeit dar.

Mit den theoretischen Überlegungen und der komplexen Terminologie, die Wernickes psychopathologischem Standpunkt anhaften, brauchen wir uns hier nicht näher aufzuhalten. Störring (1934, 1939) hatte sich als letzter in seinen Monographien ausführlich auf Wernicke hinsichtlich der Beziehungen von Ratlosigkeit, Angst und Depersonalisation bei den endogenen Psychosen berufen und diese Gedankengänge weiter zu entwickeln versucht. Obwohl Wernicke inzwischen leider fast in Vergessenheit geraten ist, können wir aus seinen ausführlichen Schilderungen psychotischer Patienten und den darauf sich stützenden klinischen Analysen noch einiges lernen; wie eingangs schon angedeutet, sind insbesondere seine Darstellungen von Angstanfällen, die bei akuten psychiatrischen Erkrankungen komplexe psychopathologische Verbindungen eingehen können, heute noch sehr aktuell. Zwei verkürzte Beispiele sollen dies verdeutlichen.

In seiner 21. Vorlesung stellte Wernicke den Patienten Herrn K. vor. Für ihn war dieser ein Schulbeispiel für die Koppelung von Angst und Ratlosigkeit bzw. ein typischer Fall einer Psychose mit Depersonalisation. Die Angst von Herrn K. trat vornehmlich in Form von Anfällen auf, die sich in seiner Herzgegend lokalisierten. Wernicke war der Meinung, daß eine Angst, die somatische Inhalte dieser Art enthielt, auch dem ausgeprägtesten Schweregrad einer psychotischen Angst entsprach. Die Lokalisation am Herzen nannte er eine Teilerscheinung der somatopsychischen Ratlosigkeit. In seiner 28. Vorlesung befaßte Wernicke sich dann mit dem idealtypischen Fall einer 55jährigen Frau, die nach seiner Terminologie an einer akuten Autopsychose litt. Ihre Erkrankung hatte plötzlich nachts mit starker Angst, starkem Herzklopfen, Schweißausbruch und Schwindel begonnen; dabei hatte sie das Gefühl, sie würde den Verstand verlieren. Daran knüpften sich verschiedene, stark ausgeprägte Entfremdungserscheinungen; z. B. mußte sie immer wieder in den Spiegel schauen, um sich ihrer eigenen Identität zu vergewissern.

Wie schon erwähnt, dienten diese Patienten Wernicke als Ausgangspunkt für seine theoretischen Auffassungen jener endogenen Psychosen, bei denen eine Koppelung von Ratlosigkeit und Angst im Vordergrund stand. In der Tat boten beide der oben kurz geschilderten Fälle ein aus Angstattacken, Ratlosigkeit und erheblicher Depersonalisation bestehendes Syndrom. Nach Durchsicht aller Details des Falles von Herrn K. würden Schneider-orientierte Kliniker den Patienten sicher als schizophren einstufen wollen; im selben diagnostischen Kontext würden sie bei der 55jährigen Frau aller Wahrscheinlichkeit nach zumindest den starken diagnostischen Verdacht auf eine Schizophrenie äußern. Aber gerade dieser letzte Fall leitet über zu einer der moderneren Konzeptionen eines aus Depersonalisation und Panikattacken bestehenden Syndroms, das von M. Roth 1959 aufgestellt wurde. Auf dieses wird jetzt näher eingegangen werden, und dadurch soll die Brücke zu dem ungefähr um die gleiche Zeit entstandenen Konzept der dysästhetischen Krisen von Huber (1957) geschlagen werden.

Entfremdungserlebnisse und Angstattacken bei M. Roth

Die an einem phobischen Angst-Depersonalisationssyndrom (Harper u. Roth 1962; Roth u. Harper 1962) Erkrankten leiden nicht nur an akuten Attacken oder Exazerbationen von Entfremdungserscheinungen schweren Ausmaßes, sondern bei ca. 40% treten auch Symptome auf, die an eine Temporallappendysfunktion denken lassen, wie z. B. Dèja-vu-Erlebnisse, leibhaftige Bewußtheiten (Koehler u. Sauer 1984) oder sonstige andere Wahrnehmungsstörungen. Auf diese Zustandsbilder pfropfen sich dann Attacken von akuter Panik auf, oft

im Zusammenhang mit Angst vor einem plötzlichen Tod; während dieser Anfälle stehen auch vegetative Erscheinungen im Vordergrund. Psychotische
Merkmale können bei ca. 4% der Fälle festgestellt werden, darunter paranoide
Wahnideen, Beeinflussungsphänomene und akustische Halluzinationen. Nach
Roth (1959) allerdings können letztere Erscheinungen, weil sie bei diesem Syndrom nur von vorübergehender Art sind, bzw. meist nur eine „als ob" Qualität
zeigen, bestenfalls den Verdacht, aber nicht den Beweis einer Schizophrenie
aufkommen lassen.

Vor kurzem hatten Roth u. Mountjoy (1982) die Gewichtung der Symptomkomponenten des phobischen Angst-Depersonalisationssyndroms neu formuliert. Jetzt wurde von einem primären Depersonalisationssyndrom gesprochen,
in dem den Entfremdungserscheinungen viel mehr und den Angstattacken viel
weniger Bedeutung zugebilligt wird. In ihrer Klassifikation von Angstzustandsbildern nimmt das primäre Depersonalisationssyndrom Platz sechs ein; es steht
unmittelbar vor der Angstpsychose, die den letzten und siebten Platz belegt.
Roth u. Mountjoy führen aus, daß die zugewiesene Position des primären Depersonalisationssyndroms durch folgende klinische Tatsache unterstützt wurde:
Die hier gemeinten Entfremdungserscheinungen tendierten meist dazu anzuhalten, während die unterschwellig vorhandene Angst nur ab und zu im Sinne
von akuten Attacken der Panik exazerbierte. Diese Gegebenheiten stellten genau das Gegenteil dessen dar, was bei der Agoraphobie und bei einigen anderen
Zustandsbildern von Angst der Fall war; hier dauert die Angst an, und die Depersonalisation, wenn vorhanden, tritt meist in Form kurzfristiger Episoden auf.

In diesem Zusammenhang ist es wichtig, darauf hinzuweisen, daß Roths
Konzept der Depersonalisation eigentlich einen ziemlich weiten Begriff darstellt. Er beinhaltet nicht nur Veränderungen im Bereich der persönlichen Identität des Patienten, sondern auch diejenigen hinsichtlich der Wahrnehmung des
eigenen Körpers und der Außenwelt. Obwohl der Begriff, formal gesehen, diese
drei Gebiete umfaßt, wird das Hauptgewicht eindeutig auf eine Störung im Bereich der eigenen Identität gelegt. Beispielsweise kann sich ein Patient als abgeschnitten von dem Rest seiner Persönlichkeit oder als passiven Betrachter seiner
eigenen Handlungen und Wahrnehmungen erleben; er kann sich als ein „Automaton" oder als eine Puppe, die manipuliert wird, vorkommen oder als einer,
der keine Kontrolle über seine eigenen Bewegungen oder sein Verhalten mehr
hat. Aber der breite Umfang der Veränderungen, die noch unter diesen Depersonalisationsbegriff fallen, spiegelt sich in der Tatsache wider, daß Phänomene
auch zusätzlich miteinbezogen werden, welche die Grenzen der „gemachten"
Erlebnisse berühren; beim Verlust der „Als-ob"-Qualität überlappen sie auch
z. T. mit letzteren.

Neben solchen Störungen der persönlichen Identität können die Patienten
im Sinne von Roths Depersonalisationskonzept auch an manchmal sehr bizarr
anmutenden Wahrnehmungen des eigenen Körpers und/oder der Außenwelt
leiden (z. B. der Kopf ist voll Sägemehl gestopft, der Boden unter den Füßen in
Pudding verwandelt usw.). In Anbetracht dieser phänomenologischen Feststellungen kann es nicht überraschen, daß Angstattacken, wenn sie gleichzeitig mit
derartigen Depersonalisationserlebnissen erscheinen, für viele Kliniker sehr
verdächtig – wenn nicht schon diagnostisch beweisend – für eine Schizophrenie

sind. Wie das auch sein mag, es ist interessant zu konstatieren, daß Roths Konzept eines phobischen Angst-Depersonalisations- bzw. primären Depersonalisationssyndroms, obwohl im Sinne einer neuen neurotischen Störung von ihm aufgefaßt, wichtige psychopathologische Fragestellungen aufwirft, die von Huber (1957) im Rahmen seiner Lehre von Coenästhesien der Stufe zwei berücksichtigt worden sind.

Entfremdungserlebnisse und Angstattacken bei G. Huber

Innerhalb seines Basisstörungskonzeptes sind Coenästhesien der zweiten Stufe für Huber (1957, 1986) nicht nur abnorme Leibempfindungen, sondern sogleich eigenartige elementare Gefühlszustände; sie können ebenso wie die vegetativen Störungen mit affektiven Veränderungen verknüpft auftreten. Aus der Fülle der Leibgefühlsstörungen hat er zwölf Haupttypen herausgearbeitet; der erste Typus hebt Erlebnisse der Entfremdung von persönlicher Identität und Körper hervor und diese werden auch unter dem nach Wernicke klingenden Begriff der somatopsychischen Depersonalisation zusammengefaßt. Andererseits wird die Derealisation in diesem Konzept unter den kognitiven Störungen subsumiert.

Huber betont, daß die hier gemeinten Coenästhesien überwiegend als Sekunden, Minuten oder 1–2 Stunden dauernde Paroxysmen auftreten. Wenn Anfälle dieser Art, die mit Vorliebe nachts auftreten, im Zusammenhang mit verschiedenen anderen Phänomenen verbunden sind, nennt er sie dysästhetische Krisen. Definiert werden sie als akute, oft anfallsartig auftretende Zustände, in denen bei idealtypischer Ausgestaltung die coenästhetischen Gefühlsstörungen und vegetativen Symptome mit einer elementaren, vitalen Sterbeangst assoziiert sind. Er hebt auch hervor, daß Patienten mit solchen Krisen die Tendenz aufweisen, eine Angst vor der Angst, eine Angst vor dem Wiederauftreten ähnlicher Attacken, zu entwickeln. Interessanterweise werden diejenigen, die an sog. coenästhetischen Herzparoxysmen leiden, von ihm als „meist falsch diagnostizierte" neurotische Herzphobiker angesehen.

Wenn Huber (1986) ausführt, daß dysästhetische Krisen weitgehend den Panikattacken nach DSM III (American Psychiatric Association 1980) entsprechen, ist dies, global betrachtet, wahrscheinlich richtig. Allerdings wurden die dysästhetischen Krisen anfangs hauptsächlich und am ausführlichsten im Kontext der coenästhetischen Schizophrenie untersucht und beschrieben (Huber 1957). Deshalb scheint es gerechtfertigt, anzunehmen, daß Angstattacken bei Schneider-orientierten Fällen von Schizophrenie − z. B. in der Bonner Studie (Huber et al. 1979) − aller Wahrscheinlichkeit nach sehr häufig jene Varianten eines Paniksyndroms widerspiegeln, in denen eine ziemlich „dramatische" Ausgestaltung mit Entfremdungserlebnissen vorliegt. Wie schon eingangs erwähnt, scheinen die phänomenologischen Verhältnisse in diesem Punkt bei jenen Stichproben von Probanden mit Panikattacken in den neueren amerikanischen Untersuchungen ganz anders gelagert gewesen zu sein.

Hubers Fazit lautet wie folgt: Dysästhetische Krisen stellen „psychotisch imponierende Erregungen" dar, und deren charakteristisches klinisches Bild ermöglicht oft überhaupt erst die Diagnose. Darüber hinaus räumt er auch ein, daß es vielleicht sog. reine Fälle von dysästhetischen Krisen gibt, bei denen eine Schneider-orientierte Diagnose einer endogenen Psychose vorher nie gestellt wurde und in Zukunft nie gestellt werden wird; solche Zustandsbilder faßt er im Sinne einer sog. „Psychose ohne Psychose" auf. Die zentrale Frage allerdings bleibt weiterhin offen: Welche Psychose wird eigentlich gemeint? Obwohl Kliniker, die Huber nahestehen, zweifelsohne das Vorkommen von dysästhetischen Krisen bei der Zyklothymie gelten lassen, wie Lungershausens (1965) Studie bezeugt, fällt auf, daß dies in den Schriften von Huber meist nur en passant erwähnt wird. Vielmehr gewinnt man den Eindruck, daß die Betonung doch auf das Vorkommen von dysästhetischen Krisen − insbesondere jenen „dramatischeren" Formen, die in diesen Ausführungen hervorgehoben worden sind − im Rahmen der Schizophrenie gelegt wird.

Das gerade Gesagte muß näher erläutert werden. Die Schneider-orientierte Psychopathologie hatte immer begrifflich zwischen Entfremdungserlebnissen und Störungen des Ich-Erlebnisses genau unterschieden − was beispielsweise die Bleuler-Schule anscheinend nie tat. Deshalb kann sie, streng genommen, eine mit starker Depersonalisation oder Derealisation gefärbte dysästhetische Krise bzw. Panikattacke für die positive Diagnosestellung einer Schizophrenie nicht verwerten (Huber et al. 1979). Dennoch, wenn es um Angstanfälle geht, die nicht in einem zyklothym anmutenden depressiven Syndrom eingebettet sind und die bizarre, an Beeinflussungserlebnisse grenzende Formen von Entfremdungsphänomenen (Roth u. Mountjoy 1982) enthalten, scheinen Schneiderorientierte Kliniker in der Praxis dazu zu neigen, folgende Erwartung zu haben: Die „beweisende" Symptomatik einer Psychose, sollte sie erfolgen, wird eher eine schizophrene als eine zyklothyme Erkrankung bestätigen.

Schlußbemerkungen

Vor kurzem wurde vorgeschlagen, daß Panikattacken eine besondere Form der Angst charakterisieren und daß reine Formen solcher Attacken eine klinische Entität per se darstellen, nämlich die Panikerkrankung. Ferner untermauern Befunde, wie z.B. die parahippokampalen Abnormitäten, die man bei positiv auf Laktatinfusionen mit Panikattacken reagierenden Probanden gefunden hat, die Hypothese, daß die Panikerkrankung hauptsächlich die Folge einer biochemischen Störung sein könnte (Ballenger 1986). Diese angenommene somatische Vulnerabilität könnte als die Basis der meisten Panikattacken aufgefaßt werden, sei es, daß sie bei der Panikerkrankung, bei anderen sog. neurotischen Zustandsbildern oder bei den affektiven und schizophrenen Erkrankungen vorkommen. Mit einiger Berechtigung kann man diese Form der Angst die endogene Angst nennen, ein Begriff, der in letzter Zeit in den USA populär gemacht worden ist.

Sheehan et al. (1980) definieren die endogene Angst als eine chronisch sich wiederholende Störung sui generis, die durch unerklärliche, plötzliche Panikattacken dominiert wird. Sie sind der Meinung, daß Roths (1959) phobisches Angst-Depersonalisationssyndrom ein Synonym für dieses Zustandsbild darstellt und unterstreichen die Tatsache, daß Entfremdungserlebnisse auch häufig vorkommen können; trotzdem betrachten sie das Vorhandensein von Depersonalisation und Derealisation nicht als das diagnostisch Wesentliche. Allerdings hat Sheehans Gruppe (Sheehan u. Sheehan 1982) mehrere zentrale Forschungsfragen in bezug auf einige Aspekte der Phänomenologie bei den sog. endogenen Angstattacken hervorgehoben: „Stellen ... Angst ... und Depersonalisation unzusammenhängende, unabhängige klinische Entitäten dar? Oder sind sie auf irgendeine Weise verwandt und miteinander verbunden, und wenn dies der Fall sein sollte, auf welche Weise findet dies statt?" Es leuchtet ein, daß diese Fragen denjenigen von Wernicke (1900) stark ähneln, die er hinsichtlich verschiedener Formen endogener Psychosen um die Jahrhundertwende aufstellte.

Zusammenfassend scheint es m. E. wichtig zu sein, zwei Punkte festzuhalten. Erstens reicht die spezielle phänomenologische Problematik in bezug auf die besonderen Ausgestaltungsformen von Angstattacken bzw. dysästhetischen Krisen bei sog. endogenen Zustandsbildern sehr weit in unsere deutschsprachige psychopathologische Tradition zurück. Zweitens haben die neueren, hauptsächlich amerikanischen, empirischen Untersuchungen über die Panikattacke bzw. die Panikerkrankung die psychopathologischen Fragestellungen keinesfalls gelöst; sie haben sie eher vernachlässigt. Beide Feststellungen sollten Ansporn und Motivation genug sein, um in Zukunft der Psychopathologie in diesem Bereich mehr Aufmerksamkeit zu schenken.

Diskussion

Philipp: Wenn man annimmt, daß Panikattacken unspezifisch sind, möchte ich einmal die Frage anders herum stellen. Gibt es auch Glückspsychosen-Attacken als Denkmöglichkeit?

Koehler: Ich habe bis jetzt keine Patienten gesehen, die attackenweise Glücksgefühle aufwiesen. Es sind mir keine paroxysmalen Glücksattacken bekannt.

Hippius: Es sind mir Patienten bekannt, die ekstatische Glücksgefühle aufweisen. Es bestehen jedoch meiner Meinung nach keine Analogien zu Panikattacken.

Strian: Dostojewski beschreibt in seinem Roman „Der Idiot" epileptische Dämmerattacken mit einem Zeitdehnungsphänomen, das er als glückhafte Ewigkeit erlebte.

Heimann: Meiner Meinung nach können alle diese Attacken völlig unspezifisch sein. Die Problematik liegt darin, daß wir ein besseres Modell benötigen. Wir benötigen eine präzisere Beschreibung der Regressionserlebnisse, wobei mir die Ausführungen von Herrn Koehler sehr wichtig sind. Wernicke hat klinisch sehr viel besser beobachtet und hieraus resultierten dessen Beschreibungen. Ich möchte auch auf die Entfremdungs- und Angsterlebnisse bei experimentellen Psychosen hinweisen, die im Rahmen der Drogenszene beschrieben werden.

Koehler: Nach Spitzer sind die Depersonalisationssymptome sehr selten. Entfremdungserlebnisse sieht man dafür öfter.

Katschnig: Angstsymptome bei schizophrenen Patienten treten bei Veränderungen der Umgebung auf, Panikattacken bei einer kognitiven Überbewertung einer bestimmten Situation.

Koehler: Vor allem akute psychotische Krisen können auf diese Art und Weise entstehen.

Böker: Ich bin auch der Meinung, daß Depersonalisationsphänomene angsterzeugend sind. Es kommt jedoch dabei auf die Bewältigungsstrategien an, möglicherweise handelt es sich dabei um Abwehrmechanismen.

Koehler: Ich möchte hier auf die Arbeit von Strian verweisen, der auf Beziehungen zwischen Angst und psychotischem Erleben sowie auf neuropsychologische Wechselwirkungen, z. B. mit Depersonalisationsphänomenen, hingewiesen hat.

Literatur

American Psychiatric Association (1980) Diagnostic and Statistical Manual of Mental Disorders, 3rd edn. American Psychiatric Association, Washington, DC

Ballenger JC (1986) Editorial. Biological aspects of panic disorder. Am J Psychiatry 143: 516–518

Bleuler E (1950) Dementia praecox or the group of schizophrenias (transl. of the 1911 edition by Zinkin J). International Universities Press, New York

Breier A, Charney DS, Heninger GR (1984) Major depression in patients with agoraphobia and panic disorder. Arch Gen Psychiatry 41:1129–1135

Fawcett J, Kravitz HM (1983) Anxiety syndromes and their relationship to depressive illness. J Clin Psychiatry 44:8–11

Harper M, Roth M (1962) Temporal lobe epilepsy and the phobic anxiety-depersonalization syndrome. Part I: A comparative study. Compr Psychiatry 3:129–151

Huber G (1957) Die coenästhetische Schizophrenie. Fortschr Neurol Psychiat 25:491–520

Huber G (1986) Psychiatrische Aspekte des Basisstörungskonzeptes. In: Süllwold L, Huber G (Hrsg) Schizophrene Basisstörungen. Springer, Berlin Heidelberg New York Tokyo

Huber G, Gross G, Schüttler R (1979) Schizophrenie. Eine verlaufs- und sozialpsychiatrische Langzeitstudie. Springer, Berlin Heidelberg New York

Kleist K (1974) Cycloid, paranoid, and epileptoid psychoses and the problem of degenerative psychoses [transl. of the article appearing in Schweiz Arch Neurol Psychiat 23:1–35 (1928) by Marschal H)]. In: Hirsch SR, Shepherd M (eds) Themes and variations in European psychiatry. Wright, Bristol

Koehler K, Sauer H (1984) Huber's basic symptoms: Another approach to negative psychopathology in schizophrenia. Compr Psychiatry 25:174–182

Kraepelin E (1913) Psychiatrie. Bd III: Klinische Psychiatrie, Teil II. Barth, Leipzig

Leonhard K (1939) Die Angstpsychose in Wernickes und Kraepelins Betrachtungsweise. Z Ges Neurol Psychiat 165:75–78

Lungershausen E (1965) Über akut beginnende cyclothyme Depressionen. Arch Psychiat Z Ges Neurol 206:718–726

Mayer-Gross W (1932) Klinik (der Schizophrenie). In: Bumke O (Hrsg) Handbuch der Geisteskrankheiten, Bd IX. Springer, Berlin

Roth M (1959) The phobic anxiety-depersonalisation syndrome. Proc R Soc Med 52: 587–595

Roth M, Harper M (1962) Temporal lobe epilepsy and the phobic anxiety-depersonalisation syndrome. Part II: Practical and theoretical considerations. Compr Psychiatry 3:215–226

Roth M, Mountjoy CQ (1982) The distinction between anxiety states and depressive disorders. In: Paykel ES (ed) Handbook of affective disorders. Churchill Livingston, London

Schneider K (1971) Klinische Psychopathologie. Thieme, Stuttgart

Sheehan DV, Sheehan KH (1982) The classification of anxiety and hysterical states. Part I: Historical review and empirical delineation. J Clin Psychopharmacol 2:235–244

Sheehan DV, Ballenger J, Jacobsen G (1980) Treatment of endogenous anxiety with phobic, hysterical, and hypochondriacal symptoms. Arch Gen Psychiatry 37:51–59

Spitzer RL, Williams JBW (1983) Instruction manual for the structured clinical interview for DSM III. SCID. Addendum for the Structured Clinical Interview for DSM III – Upjohn version

Spitzer RL, Endicott J, Robins E (1977) Research diagnostic criteria (RDC) for a selected group of functional disorders, 2nd edn. Biometrics Research, New York

Störring GE (1934) Zur Psychopathologie und Klinik der Angstzustände. Karger, Berlin

Störring GE (1939) Wesen und Bedeutung des Symptoms der Ratlosigkeit bei psychischen Erkrankungen. Ein Beitrag zur Differentialdiagnostik. Thieme, Leipzig

Wernicke C (1900) Grundriss der Psychiatrie in klinischen Vorlesungen. Thieme, Leipzig

Angst und Neurose

P. Buchheim

Einleitung

Daß der 1895 von Freud ausführlich beschriebene Symptomkomplex der Angstneurose nicht nur in der biologischen Psychiatrie, sondern auch in der Psychoanalyse und psychodynamischen Psychotherapie derzeit wieder mehr Beachtung findet, resultiert u. a. aus verschiedenen aktuellen Entwicklungen wie

1. den neueren Verständnisansätzen zur Psychogenese und Psychodynamik von Angstneurosen, einschließlich der Paar- und Familiendynamik,
2. den Weiterentwicklungen der psychoanalytischen Behandlungstechniken bei schwer und früh gestörten Patienten,
3. der durch Einführung der DSM-III-Klassifikation und der strukturierten klinischen Interviews in Gang gekommenen Diskussion über diagnostische Prozesse,
4. der Entwicklung von spezifischen Kurzpsychotherapieverfahren mit der Erarbeitung von Manualen und Trainingsprogrammen und
5. den neueren Ergebnissen kontrollierter Studien zur Kombination von Psychotherapie und Pharmakotherapie.

Zur Angstneurose aus der Sicht S. Freuds

Der historisch bedeutsame Ansatz Freuds, die Angstneurose als Symptomkomplex von der Neurasthenie abzutrennen (1895), erfolgte in einer frühen Phase seiner Erforschung der Neurosen, in der bei ihm klinische Beobachtung und Erfahrung noch sehr im Vordergrund standen. In seinen Arbeiten aus den Jahren 1892–1896 legte er zum einen die Grundsteine zur psychoanalytischen Theorie und Therapie, zum anderen formulierte er in seiner ersten Angsttheorie zusammen mit der Libidotheorie diagnostische und ätiologische Konzepte für zwei Gruppen von Angstneurosen. Für die eine Gruppe nahm er an, daß nicht abreagierte Libido zu Angst führt, daß also die Umwandlung der somatischen Libido in psychische Libido gestört ist. Für die zweite Gruppe entwickelte er die Theorie, daß Angst aus einer abnormen Verwendung und Verwandlung der Sexualstoffe entstehe. Im Zusammenhang mit dieser – später allerdings wieder aufgegebenen – „toxikologischen" Angsttheorie, betonte er auch den Nachweis einer schweren hereditären Belastung. In dieser nach unserem heutigen Verständnis biologischen Angsttheorie ging er von einem Mangel an Traumen und Erlebnissen in der Biographie aus, und er meinte auch, keine psychogenetische

Ätiologie nachweisen zu können. So hielt er den nicht von einer verdrängten Vorstellung stammenden Affekt der Angst „bei der psychologischen Analyse als nicht weiter reduzierbar und durch Psychotherapie nicht anfechtbar" (Freud 1895). In der Symptomkonstellation der Angstneurose mit der Differenzierung von Angstanfällen und chronischer Ängstlichkeit steckte Freud (1895) bereits den klinischen Rahmen für spätere diagnostische Gruppierungen der Angstneurosen bis hin zur jetzigen DSM-III-Klassifikation der Angsterkrankungen. Bemerkenswert ist, daß Freud seinerzeit schon die Agoraphobie als eine Folge von Angstanfällen gesehen hat, eine Beziehung, die jetzt wieder in der Revision der DSM-III-Klassifikation hergestellt wurde. Mit seiner späteren zweiten Angsttheorie (1926), in der er das „Ich" als Stätte der Angst kennzeichnete, die Signalangst als eine sekundär im Ich wahrgenommene und entstandene Angst formulierte und die Symptombildungen als Abwehr gegen diese Angst verstand, begründete er dann das auch heute noch verbindliche psychoanalytische Konzept der Übertragungsneurosen. Nach Ermann (1984) hat Freud mit der Beschreibung einer somatogenen, biologischen Angst für die Angstneurose und einer psychogenen Angst für die Übertragungsneurosen, einschließlich der Phobie, ein „dualistisches Angstkonzept" geschaffen.

Neuere Verständnisansätze
zur Psychogenese und Psychodynamik von Angstneurosen, einschließlich der Paar- und Familiendynamik

Den klassischen psychodynamischen Modellvorstellungen entsprechend, ist Angst zum einen eine primäre Erschéinungsform seelischen Erlebens in Form automatischer Angst. Zum anderen führt sie als Signalangst über sekundäre Verarbeitung und Antizipieren der Gefahr zur Entwicklung von Schutz- und Abwehrreaktionen und zu den Symptombildungen der typischen neurotischen Störungen. Angst ist auch ein wesentlicher Faktor in der frühen Persönlichkeits- und Ich-Entwicklung des Menschen und wird psychoanalytisch in der Reihenfolge der Entwicklungsphasen als Vernichtungsangst, Trennungs- bzw. Objektverlustangst, Angst vor Liebesverlust, Kastrationsangst und Angst vor Bestrafung verstanden. Angst manifestiert sich in typischen Auslösesituationen über Reaktualisierung früherer Traumatisierungen, und sie wird u. a. durch Regression auf frühere Fixierungen abgewehrt. Die Dynamik der Angst ist wirksam und erlebbar in allen zwischenmenschlichen Beziehungen, und sie spiegelt sich auch in diagnostischen Situationen und therapeutischen Beziehungen wider. Angst kann somit in der therapeutischen Zweierbeziehung, der Dyade, in der Gruppentherapie oder im Setting der Paar- und Familientherapie erschlossen und behandelt werden.

Willi (1972) hat aufgrund einer an 32 Ehepaaren durchgeführten Studie die Persönlichkeitszüge und die familiären und partnerschaftlichen Beziehungsformen bei Angstneurosen beschrieben und die daraus resultierenden Kollusionen sowohl in der Partnerschaft als auch in der therapeutischen Beziehung erläutert. Da Angstneurotiker seit der Kindheit in einem ständigen Konflikt zwischen

Verselbständigungswünschen und Trennungsängsten stünden, würden sie zu übermäßiger Anpassung neigen, ihre Aggressionen unterdrücken und durch eine besondere Angst gegenüber den triebhaften Seiten ihrer Persönlichkeit geprägt sein. So würden von ihnen auch die lebensnotwendigen aggressiven Strebungen gleich als etwas Trennendes und symbiotische Beziehungen Zerstörendes erlebt, und sie seien unfähig, Spannungen zu ihren engen Bezugspersonen auszuhalten. Häufig würden von Angstneurotikern anscheinend stabile und angstfreie Ehepartner gewählt, die sich in der Untersuchung allerdings selbst als latente Angstneurotiker herausgestellt hätten, wobei sie sich durch eine starre Abwehrhaltung und Reaktionsbildung vor ihren eigenen Ängsten schützen würden. Die unbewußten Konflikte zwischen Emanzipationswünschen und Trennungsängsten und die daraus häufig resultierende Eifersuchts-Untreue-Problematik würden unter diesen Partnern nicht als Ehekonflikt ausgetragen, sondern auf die somatische Ebene der Angstsymptomatik verlagert. Die damit verbundene Kollusion, d. h. das unbewußte Zusammenspiel der Partner aufgrund gleichartiger individueller Konfliktstrukturen kann unter Berücksichtigung der entsprechenden Übertragungs- und Gegenübertragungsprozesse in einer Paartherapie oft sinnvoller als in der Einzeltherapie bearbeitet werden.

Für das Verständnis und die Bearbeitung der Angst in der therapeutischen Situation lassen sich nicht nur das ödipale Konfliktmodell und das Strukturmodell der Ich-Funktionsstörung heranziehen, sondern es können vor allem interaktionell und interpersonell konstituierte Ansätze im Sinne der Zwei-Personen-Psychologie Balints (1939) und der „hilfreichen Allianz" nach Luborsky (1984) für die Behandlungssituation nutzbar gemacht werden. Die in den letzten 20 Jahren in der Psychoanalyse erarbeiteten Erkenntnisse über die Entwicklung der Angst bei frühen Störungen der Ich-Struktur ermöglichen nach Ermann (1984) eine Revision der somatogenen Angst der Angstneurose, in der eine primäre Angst als Symptom ohne sekundäre Abwehr ins Bewußtsein tritt. Durch Störungen in der frühen Eltern-Kind-Beziehung können sich wesentliche Wahrnehmungs- und Verarbeitungsfunktionen des Ichs nicht ausbilden. Infolge eines Versagens von wichtigen Differenzierungs- und Steuerungsfunktionen des Ichs treten beim Zusammenbruch unreifer Abwehrmechanismen wie Projektion und Spaltung Impulsängste als Angst vor Kontrollverlust oder Depersonalisation auf. Bei Labilisierung des Ichs, z. B. bei Verlust von Hilfsichfunktionen durch andere Personen, kann es zur Angst um das eigene Ich, zur Angst verrückt zu werden, kommen. In diesem Kontext können die Erfahrungen in der Therapie von ich-strukturell gestörten Patienten mit entsprechenden Entwicklungsdefiziten auf die Behandlung von Angstneurosen mit schweren Panikzuständen übertragen werden.

Bei der klinischen Hauptgruppe von Angstneurosen liegt nach Ansicht von Ermann (1984) eine Mischung von primärer Angst − also automatischer Angst, Impulsangst − und sekundärer Angst − Signalangst − vor. Dabei handelt es sich meist um Patienten, die in der Ich-Entwicklung das Borderline-Niveau überwunden haben, ohne das Entwicklungsniveau der reifen neurotischen Persönlichkeit erreicht zu haben.

Weiterentwicklungen der psychoanalytischen Behandlungstechniken

In der psychoanalytischen Behandlungstechnik ist es nach Thomä u. Kächele (1986) in der letzten Zeit zu einer Vertiefung und Erweiterung des therapeutischen Paradigmas der Psychoanalyse gekommen, womit diese ihre Flexibilität zurückgewinnt und es ihr ermöglicht wird, im ursprünglichen Sinne Freuds „Schwerkranke" und „Existenzunfähige" zu behandeln. Die Vertiefung und Erweiterung in der Therapie wird nach Ansicht der Autoren durch eine dyadische Auffassung der analytischen Situation und die interaktionelle Qualität des therapeutischen Prozesses ermöglicht. Die Autoren gehen von Freuds umfassend angelegter Theorie des Konfliktes aus und verweisen auf die von Freud selbst geforderten Modifikationen der psychoanalytischen Methode. Diese würden eine Indikationsstellung erlauben, bei der sich die Behandlung den Gegebenheiten des Patienten anpaßt, d. h. daß die therapeutische Situation so gestaltet wird, daß der Patient dort die bestmöglichen Bedingungen für die Lösung seiner Konflikte und ihrer unbewußten Verwurzelungen findet, um seine Symptome zu verlieren.

Mit dieser Erweiterung im psychoanalytischen Ansatz sehen Analytiker wie Wurmser (1987) die Möglichkeit, durch Modifizierung der Technik schwer gestörte Patienten auch in Kombination mit anderen Therapiemethoden zu behandeln. Dabei wird von ihm der wesentliche Fokus der Therapie auf die spezifischen Affekte der verschiedenen Formen von Angst und Depression und auf die gegen diese eingesetzten Abwehrreaktionen zentriert. Infolge der Affektintoleranz, der Schwere des neurotischen Kernkonfliktes, des Über-Ich-Drucks und der dadurch häufig ausgelösten Panik und Verzweiflung, sei es erforderlich, den aufdeckenden Zugang der Abwehranalyse mit anderen Modalitäten wie Verhaltenstherapie und Psychopharmaka zu ergänzen. Die Probleme, die von den phobischen Charakterstrukturen und Symptomen geschaffen würden, könnten durch strukturierende verhaltenstherapeutische Methoden angegangen und die überwältigenden depressiven und panikartigen Affektzustände durch Antidepressiva beeinflußt werden. Die Beachtung der Psychodynamik der Angst und der Beziehungsdynamik therapeutischer Prozesse scheint vor allem in der Therapie von schweren und kompliziert verlaufenden Angsterkrankungen von Bedeutung zu sein. Aufgrund klinischer Erfahrung kann es u. a. durch die Entwicklung einer Abhängigkeit vom Medikament oder vom Arzt zu einem Scheitern der Therapie kommen. Nicht selten konstellieren sich auf der Basis der neurotischen Grundfiguration des Wiederholungszwanges in der Arzt-Patient-Beziehung alte pathologische, leidvolle, z. B. von Trennungsängsten und Anklammerungswünschen gekennzeichnete Beziehungsmuster. Aufgrund jetzt mehr und mehr offen diskutierter psychoanalytischer Erfahrungen über gescheiterte Therapien wird von Autoren wie Rhode-Dachser (1986) darauf hingewiesen, daß der Mißerfolg einer Therapie nicht nur aus der Pathologie des Patienten, sondern auch aus verschiedenen Therapeutenvariablen abzuleiten ist, die für bestimmte pathologische Beziehungskonstellationen mitverantwortlich sind.

Einführung der DSM-III-Klassifikation
und strukturierter klinischer Interviews
und Diskussionen über diagnostische Prozesse

In der Vergangenheit neigten Psychotherapeuten und Psychoanalytiker dazu, sich bei der Indikationsstellung und Therapie von den klinischen diagnostischen Kategorien zu lösen zugunsten von psychodynamischen, interaktionellen, strukturellen und am diagnostischen und therapeutischen Prozeß orientierten Gesichtspunkten. Diese Tendenz wurde von den 50er bis zu Beginn der 70er Jahre durch den Einfluß einer psychodynamisch orientierten Psychiatrie in den USA stark gefördert.

Der in den USA seit Mitte der 70er Jahre mit der neuen DSM-III-Klassifikation psychischer Störungen (Spitzer et al. 1978) entwickelte rein deskriptive Ansatz, der auf ätiologische Zuordnungen und theoretische Modelle weitgehend verzichtet, hat einen Prozeß in Gang gebracht, der für Psychiater und Psychotherapeuten gleichermaßen eine Herausforderung bedeutet.

Die früheren auch psychodynamischen Betrachtungen von Angst, Phobien und Angstzuständen im Rahmen eines Kontinuums zwischen leichteren und schwereren Störungen wurden auf der Grundlage empirischer Befunde in den 70er Jahren durch eine Differenzierung in verschiedene klinische Subtypen der Angsterkrankungen abgelöst und im DSM III (1980) auf operationaler Ebene definiert. In einer neuen Kategorie wurden in der Revision des DSM III (1986) Paniksyndrom und Agoraphobie zusammengefaßt und von den anderen Angsterkrankungen unterschieden.

Nach Schacht et al. (1986) besteht eine beträchtliche Inkongruenz zwischen einer deskriptiv nosologischen DSM-III-Diagnose und der Art und Weise, wie Probleme für psychotherapeutische Interventionen zu definieren sind. Während im DSM III psychische Störungen über standardisierte Kriterienkataloge mit dem Ziel theoretischer Neutralität definiert sind, stützt sich Psychotherapie auf theoretische Grundlagen, die über die Beschreibung hinaus den konzeptuellen Rahmen für das Verstehen und Verändern der Struktur, der Entwicklung und der Dynamik von Erleben und Verhalten liefern. Gerade die Psychotherapie von Angst basiert nach Ansicht von Schacht et al. auf einem theoretisch fundierten Persönlichkeits- und Funktionsmodell.

Entwicklung von spezifischen Kurzpsychotherapieverfahren

In den USA wurden als Reaktion auf die Langzeitanalysen nach der Standardmethode schon seit den 50er Jahren zahlreiche psychodynamische und verhaltenstherapeutische Kurztherapien entwickelt. Die in langfristigen Forschungsprojekten ausgearbeiteten Kurzpsychotherapien sind seit Ende der 60er Jahre Gegenstand wissenschaftlicher Ergebnis- und Vergleichsforschung, auch unter Berücksichtigung ihrer Kombination mit Pharmakotherapie. Sie verfügen alle über intensive Trainingsprogramme und Instrumentarien zur Beurteilung des Therapieerfolges, und sie wurden in Form von Manualen nach Art von „Kochbüchern", wie Kächele (1984) sie nennt, in den letzten Jahren veröffentlicht. Zu den neuesten Kurztherapien, die speziell für die Behandlung von Angsterkrankungen und Depressionen erarbeitet wurden, gehören u. a.

1. die „Time-Limited-Dynamic-Psychotherapy" von Strupp u. Binder (1984), auf der ein neuer Ansatz zur „Psychotherapy of Anxiety Disorders" von Schacht et al. (1986) basiert;
2. die „Supportive-Expressive Psychoanalytic oriented Psychotherapy" von Luborsky (1984), ergänzt durch eine „Special Adaption for Brief Psychotherapy of Anxiety-Prone Patients" (1978);
3. die „Interpersonal Psychotherapy of Depression" von Klerman et al. (1984).

Alle psychodynamischen Therapieformen haben nach Strupp (1986) das Ziel, den Menschen mit psychologischen bzw. psychischen Mitteln zu beeinflussen, ein Einfluß, der weniger durch eine Technik, sondern mehr durch eine Person in der therapeutischen Zweierbeziehung vermittelt wird. Strupp (1981, 1986) hat die essentiellen Inhalte und Ziele der Psychotherapie zusammengefaßt und die Tendenzen der Psychotherapieforschung kritisch beleuchtet. An erster Stelle nennt er den Aufbau einer speziellen menschlichen Beziehung mit dem Ziel, dem Patienten Veränderungen in den Bereichen seines Wahrnehmens, Fühlens und Handelns zu erleichtern.

Er gibt dem Erziehungs- oder Elternmodell den Vorrang gegenüber dem Medikamentenmodell, das in Verbindung mit Begriffen wie „Plazebo" und „klinischem Experiment mit randomisierten Versuchsgruppen" stünde. Die Aufteilung in sog. spezifische und unspezifische Wirkfaktoren würde der komplexen Rolle des Psychotherapeuten nicht gerecht. Seine Fertigkeiten, eine spezielle zwischenmenschliche Beziehung mit therapeutischen Zielsetzungen zu entwickeln, müßten auf der Basis einer psychotherapeutischen Theorie untersucht werden. Schließlich sei es schwer, Therapieergebnisse quantitativ zu bewerten, da sie nur als ungefähre Maße dienen könnten. Es sei in den meisten bisherigen Studien versäumt worden, das Zusammenwirken der begrenzenden und ermöglichenden Faktoren bei Patient und Therapeut zu berücksichtigen. Nach Strupp (1986) besteht kein Zweifel mehr an den hilfreichen Resultaten der Psychotherapie, und es sei auch durch die Forschung erwiesen, daß bestimmte Therapeuten mit bestimmten Patienten effektiv arbeiten können. Es lasse sich aber noch längst nicht mit ausreichender Genauigkeit vorhersagen, welche Form von Therapie bei welchem Patienten funktionieren und den größten Erfolg versprechen würde.

Zu viel hängt nach Strupp von der „persönlichen Gleichung" zwischen Patient und Therapeut ab. Während Freud die „persönliche Gleichung" als Störgröße auffaßte, sei sie heute als eine unvermeidliche und über Erfolg und Mißerfolg wesentlich mitentscheidende Größe anzuerkennen.

Kombination von Psychotherapie und Pharmakotherapie

Die überwiegend im amerikanischen Schrifttum erschienenen Untersuchungen zur Kombination von medikamentöser und psychotherapeutischer Behandlung bei Angsterkrankungen sind in den letzten Jahren in zahlreichen Übersichtsarbeiten von Hollon u. Beck (1978), Karasu (1982) und Beitman u. Klerman (1984) sowie Klerman (1986) zusammengefaßt worden. Hinweise für die Überlegenheit einer Kombinationsbehandlung fanden sich am ehesten, wenn die diagnostischen und therapeutischen Konzepte eindeutig definiert und die Therapien konsequent, z. B. unter Einsatz von Manualen sowie Trainings- und Supervisionsprogrammen, durchgeführt wurden.

Die möglichen Effekte einer Kombinationsbehandlung wurden in Anlehnung an Uhlenhuth et al. (1969), von Hollon u. Beck (1978) und neuerdings von Klerman (1986) beschrieben. Die positiven Effekte einer Kombinationsbehandlung können sich theoretisch ganz verschieden auswirken. Bei einem additiven Effekt ist die summarische Wirkung von zwei miteinander kombinierten Therapien größer als die jeder einzelnen Therapie allein. Ideal wäre nach Klerman (1986) sogar eine synergistische Wirkung, bei der die kombinierte Behandlung einen größeren Erfolg erzielt, als durch die Summe der beiden Therapieeffekte erreicht werden kann.

Eine sich gegenseitig fördernde Interaktion liegt vor, wenn eine Therapieform nur in Kombination mit der anderen wirksam wird. Aufgrund praktischer Erfahrungen kann angenommen werden, daß emotional stark gestörte Patienten erst durch eine medikamentöse Behandlung einer psychotherapeutischen Behandlung zugänglich gemacht werden können, bzw. daß durch medikamentöse Stabilisierung von Ich-Funktionen der psychotherapeutische Prozeß positiv beeinflußt werden kann.

Die Ergebnisse der wenigen empirischen Vergleichs- und Kombinationsstudien (Zitrin et al. 1978, 1980; Mavissakalian 1984) stützen nach Klerman (1986) nur teilweise den Wert einer Kombinationsbehandlung und lassen noch keine endgültigen Schlüsse zu. Einerseits zeigte sich Imipramin eindeutig wirksamer als Plazebo, andererseits brachte eine angewandte In-vivo-Expositionstherapie nur im mittleren Behandlungsverlauf eine vorübergehende Überlegenheit. Mavissakalian (1984) fand eine wechselseitige Potenzierung der Effekte von Imipramin und In-vivo-Expositiontherapie. Nach Klerman (1986) bleiben noch viele Probleme ungelöst, vor allem was die Spezifität und die Dauer des Behandlungseffektes der verschiedenen Methoden für die einzelnen Subgruppen der Angsterkrankungen betrifft.

Diskussion

Saß: Ist eine Definition von Angstneurosen ohne Berücksichtigung psychodynamischer Krankheitskonzepte überhaupt möglich?

Buchheim: Ja, ich meine schon, daß es möglich ist, die Diagnose Angstneurose zunächst auch auf der Grundlage phänomenologischer Kriterien zu stellen, so wie Freud ja 1895 erstmals den Symptomkomplex der Angstneurose ganz ähnlich beschrieben hat, wie er jetzt z. B. im DSM III für das Paniksyndrom und das generalisierte Angstsyndrom zusammengestellt wurde. Aus psychodynamischer

Sicht sind Persönlichkeitsstruktur sowie Konflikt- und Beziehungsdynamik zu berücksichtigen. Dabei ist es durchaus vorstellbar, Aspekte der Persönlichkeit zunächst auch phänomenologisch zu erfassen, etwa in der Weise, wie es z. B. mit dem strukturierten klinischen Interview von Spitzer und Williams (SCID II) für die Achse 2 des DSM III erfolgen kann.

Zapotoczky: Ist im Rahmen psychoanalytischer Konzepte eigentlich vorstellbar, daß eine Panikattacke eintritt, ohne daß zuvor eine angstneurotische Entwicklung stattgefunden hat?

Buchheim: Beim Bestehen von strukturellen Ich-Störungen, wie z. B. bei den Borderline-Persönlichkeitsstörungen, können frei flottierende Ängste in Form von Panikattacken ohne sekundäre neurotische Verarbeitung durchbrechen.

Zapotoczky: Dann geht also eine andere Störung voraus?

Buchheim: Ja, aus psychoanalytischer Sicht liegt hier eine Entwicklungsstörung im Sinne eines frühen Entwicklungsschadens vor.

Philipp: Noch eine Frage zur Klassifikation. Der phänomenologische Bereich der klassischen Angstneurose ist ja durch die DSM III in zwei Teile geteilt, die generalisierten Ängste und die Panikattacken. Wo findet der Psychodynamiker sein klassisches dynamisches Konzept der Angstneurose nun eigentlich eher wieder: bei den generalisierten Angstneurosen oder bei den Panikattacken?

Buchheim: In der Vergangenheit haben sich Psychoanalytiker wohl eher mit Angstneurosen im Sinne von generalisierten Angstsyndromen beschäftigt und weniger mit Störungen in der Art von Panikattacken. Sicherlich waren Auswahl und Vorgehen durch die Anwendung der klassischen psychoanalytischen Technik, dem Standardverfahren, bedingt. Allerdings hat sich hier in der letzten Zeit ein Wandel vollzogen. Je mehr Psychoanalytiker auch mit der Behandlung von schweren frühen Störungen wie narzißtischen Störungen und Borderline-Persönlichkeitsstörungen vertraut sind, um so mehr sind sie in der Lage, durch technische Modifikationen des Standardverfahrens auch Patienten mit Panikattacken erfolgreicher zu behandeln.

Dietzel: Welcher der von Riemann beschriebenen Grundformen der Angst ist eigentlich die Panikattacke zuzuordnen?

Buchheim: Riemann hat sich in seinem Buch vorwiegend mit den klassischen Neurosenstrukturen und der in ihnen abgewehrten Angst beschäftigt. Es handelt sich mehr um sekundäre Ängste oder auch Signalängste, die bestimmten Neurosenstrukturen zugeordnet sind, und weniger um die Symptome des Angstanfalles, wie sie ursprünglich von Freud unter dem Bild der Angstneurose dargestellt wurden.

Literatur

Balint A, Balint M (1939) On transference and countertransference. Int J Psychoanal 20: 223–230

Beitman BD, Klerman GL (eds) (1984) Combining pharmacotherapy and psychotherapy in clinical practice. Spectrum, New York

Ermann M (1984) Die Entwicklung der psychoanalytischen Angst-Konzepte und ihre therapeutischen Folgerungen. In: Rüger U (Hrsg) Neurotische und reale Angst. Vandenhoeck & Ruprecht, Göttingen, S 25–35

Freud S (1892–1899) Über die Berechtigung von der Neurasthenie, einen bestimmten Symptomkomplex als „Angst-Neurose" abzutrennen. Gesammelte Werke, Bd 1. Werke aus den Jahren 1892–1899. Imago, London, pp 315–342

Freud S (1926) Hemmung, Symptom und Angst. Gesammelte Werke, Bd 14. Imago, London

Hollon SD, Beck AT (1978) Psychotherapy and drug therapy: Comparison and combinations. In: Garfield SL, Bergin AE (eds) Handbook of psychotherapy and behavior change: An empirical analysis. Wiley, New York, pp 437–485

Kächele H (1984) Was ist psychodynamische Kurztherapie? Prax Psychother Psychosom 29: 1–9

Karasu TB (1982) Psychotherapy and pharmacotherapy: Toward an integrative model. Am J Psychiatry 139(9): 1102–1113

Klerman GL (1986) Drugs and psychotherapy. In: Garfield SL, Bergin AE (eds) Handbook of psychotherapy and behavior change. Wiley, New York, pp 777–821

Klerman GL, Weissman MM, Rounsaville B, Chevron E (1984) Interpersonal psychotherapy of depression (IPT). Basic Books, New York

Luborsky L (1978) A treatment manual for Psychoanalytically Oriented Psychotherapy (POP). Special adaption for Brief Psychotherapy of Anxiety-Prone Patients (POP-B-ANX). Hrsg. im Auftrag des SFB 129 „Psychotherapeutische Prozesse" im PSZ-Verlag Ulm

Luborsky L (1984) Principles of psychoanalytic psychotherapy: A manual for Supportive-Expressive Treatment Principles of psychoanalytic psychotherapy. Basic Books, New York

Mavissakalian MR (1984) Agoraphobia: Behavioral therapy and pharmacotherapy. In: Beitman BD, Klerman GL (eds) Combining pharmacotherapy and psychotherapy in clinical practice. Spectrum, New York, pp 187–212

Nemiah J (1984) Anxiety and psychodynamic theory. Psychiatric update, Vol 3. American Psychiatric Press, Washington DC, pp 426–440

Rhode-Dachser C (1986) Wenn Therapeuten scheitern: Krisen und Fehlschläge in der psychoanalytischen Psychotherapie. (Vortragsmanuskript)

Schacht TE, Henry WP, Strupp H (1986) Psychotherapy of anxiety disorders. Vervielfältigungen aus der Sektion Psychoanalytische Methodik der Universität Ulm

Spitzer RL, Williams JBW (1985) Instruction Manual for the Structured Clinical Interview for DSM III (SCID) New York, Biometrics Research Department, New York State Psychiatric Institute

Spitzer RL, Endicott J, Robins E (1978) Research diagnostic criteria: Rationale and reliability. Arch Gen Psychiatry 35: 773–782

Strupp HH (1981) The outcome problem in psychotherapy: Contemporary perspectives. In: Harvey JH, Parks MM (eds) Psychotherapy research and behavior change, Vol 1. American Psychological Association, Washington, D.C.

Strupp HH (1986) Psychotherapie – Einige Bemerkungen zu Forschung, Ausbildung und Praxis. In: Materialien zur 9. Ulmer Werkstatt für empirische Forschung in der Psychoanalyse, S 1–13

Strupp H, Binder JL (1984) Psychotherapy in a new key. Basic Books, New York

Thomä H, Kächele H (1986) Das therapeutische Paradigma der Psychoanalyse − Seine Vertiefung und Erweiterung in den letzten Jahrzehnten. In: Kisker KP et al. (Hrsg) Psychiatrie der Gegenwart, Bd 3. Springer, Berlin Heidelberg New York Tokyo, S 227−247

Uhlenhut EH, Lipman RS, Covi L (1969) Combined pharmacotherapy and psychotherapy: Controlled Studies. J Nerv Ment Dis 148:52−64

Willi J (1972) Die angstneurotische Ehe. Nervenarzt 43:399−408

Wurmser L (1987) Flucht vor dem Gewissen. Springer, Berlin Heidelberg New York Tokyo

Zitrin CM, Klein DF, Woerner MG (1978) Behavior therapy, supportive therapy, imipramine and phobias. Arch Gen Psychiatry 35:307−316

Zitrin CM, Klein DF, Woerner MG (1980) Treatment of agoraphobia with group exposure in vivo and imipramine. Arch Gen Psychiatry 37:63−72

Angst und Angstfreiheit bei Persönlichkeitsstörungen

H. Saß

Angst ist ein ubiquitäres, normalpsychologisches Phänomen mit einer ethologischen Fundierung: Angst hat die biologische Funktion, das Lebewesen vor Bedrohung zu bewahren, indem ein adäquates Vermeidungsverhalten veranlaßt wird. Angst erfahren zu können, muß in der Evolution einen Vorteil gebracht haben. Angst kann vorkommen bei speziellen Angsterkrankungen, bei den meisten übrigen psychiatrischen Störungen, vor allem aber als normale affektiv-emotionale Reaktion.

Einige nosologische Einheiten wurden auf dem Leitsymptom der Angst aufgebaut, z.B. die Neurasthenie (Beard 1869), die Agoraphobie (Westphal 1872), die Angstneurose (Freud 1895) oder die speziellen und die generalisierten Angstsyndrome im DSM III (APA 1980). Fragt man nach der anthropologischen Bedeutung von Angst, so entstehen sofort Zweifel an der Berechtigung, sie ohne weiteres als Symptom aufzufassen. Allerdings wird im folgenden die theoretisch zu fordernde, praktisch aber regelmäßig vernachlässigte Unterscheidung zwischen Begriffen wie Merkmal, Symptom, Phänomen oder Kriterium außer acht gelassen, obwohl genau genommen erst durch die Beziehung zu einer vermuteten Krankheit aus einem beobachteten Phänomen oder einem definierenden Kriterium ein Symptom im nosologischen Sinne wird. Die meisten Menschen kennen alle Schweregrade der Angst, die stufenlos von leichten bis zu stärksten Ausprägungen variieren kann, insofern also eindeutig einen dimensionalen Charakter trägt. Die Heidelberger Phänomenologie würde versuchen, die pathologische Angst als ein formal abnormes Phänomen dadurch zu bestimmen, daß sie in Situation und Ausmaß ihres Auftretens dem einfühlenden Verstehen nicht nachvollziehbar erscheint. Dies ist ein in doppelter Hinsicht subjektives Kriterium, das vom empathischen Vermögen des Untersuchers wie von der Selbstwahrnehmung des Betroffenen abhängt, doch läßt sich Subjektivität gerade bei dem Erlebnissymptom Angst nicht völlig ausschließen.

Wollen wir Angstsyndrome bei Persönlichkeitsstörungen abgrenzen, gibt es – außer mit der Normalität – diagnostische Überschneidungsbereiche sowohl mit den Neurosen wie mit den Psychosen. So zeigten Tyrer et al. (1983), daß 40% der nach ICD klassifizierten Neurosen auch Persönlichkeitsstörungen aufwiesen. Lewis hat betont, daß eine klare Abgrenzung zwischen Angstneurosen und depressiven Störungen nicht möglich ist, obwohl neuere Untersuchungen sich um Differenzierung bemühen (Roth u. Mountjoy 1982). Auch die Übergänge zu den schizophrenen Psychosen sind fließend, wie Huber (1957) am Beispiel der dysästhetischen Krisen gezeigt hat. Angesichts dieser Situation bietet sich die multiaxiale und deskriptive Organisation des DSM III für eine geordnete Registrierung der Informationen an, bei der ohne Hierarchie das gemeinsame Vorkommen bestimmter Persönlichkeitszüge einschließlich Ängstlichkeit zusammen mit Störungen der Achse 1 vermerkt werden kann. Dabei bleibt zwar das Problem der kategorialen Klassifizierung bestehen, doch schafft die Unterscheidung zwischen Störungen und Zügen der Persönlichkeit auf Achse 2 eine erste Stufungsmöglichkeit.

Angesichts des ubiquitären Vorkommens schon bei gesunden Menschen gehören ängstliche Züge zu den prominenten Erscheinungen vieler Persönlichkeitsstörungen, wobei sie meistens dem Umkreis dysphorischer und depressiver Verfassungen zuzuordnen sind. In der Typologie Kurt Schneiders (1950) kennzeichnet vermehrte Ängstlichkeit vor allem die asthenischen Psychopathen, bei denen ein Angstastheniker gesondert hervorgehoben wird. Ebenfalls durch Angst charakterisiert sind die selbstunsicheren Psychopathen mit der Unterform der Agoraphobie, ferner die depressiv gestörten Persönlichkeitsvarianten. DSM III nennt Angst als wichtiges Symptom bei vier Persönlichkeitstypen, nämlich den hypersensitiven, den passiv-aggressiven, den dependenten und den zwanghaften Störungen. Gerade am Beispiel der Angst zeigt sich die Notwendigkeit eines polythetischen und nicht monothetischen Aufbaus des diagnostischen Algorithmus, da symptomatologische und diagnostische Überlappungen hier besonders häufig sind (vgl. Saß 1986).

Nachdem es bisher ausschließlich um den Gesichtspunkt einer aktuellen oder dauerhaften Beeinträchtigung des Befindens durch zuviel Angst ging, soll nun auf die entgegengesetzte Konstellation eines eigentümlichen *Mangels an Angst* hingewiesen werden. Der Psychiater kennt einige Zustände pathologischer Angstfreiheit, z. B. bei der Kritikschwäche organischer Wesensänderungen oder in manischen und schizophrenen Psychosen, insgesamt also bei Verfassungen, die mit einer Störung der Realitätskontrolle oder einer Umgestaltung des Wertgefüges einhergehen. Furchtauslösende Reize können dann an Gewicht verlieren oder in ihrer Bedeutung sogar umgekehrt werden. Auch in extremen Zuspitzungen lebenssituativer Krisen können die üblichen Verknüpfungen bestimmter Inhalte mit Furcht gelegentlich außer Kraft gesetzt werden, etwa die Todesangst im präsuizidalen Syndrom (Böhme 1984). Darüber hinaus aber kennen wir Zustände abnorm verminderter Ängstlichkeit bei einigen Formen von Persönlichkeitsstörungen, z. B. in einer meist leichten Ausprägung bei den hyperthymen Psychopathen, vor allem aber bei den sog. *antisozialen Persönlichkeitsstörungen*. Diese entsprechen den Gesellschaftsfeinden in der Terminologie Kraepelins sowie den gemütlosen und einigen der stimmungslabilen Psychopathen Kurt Schneiders.

Die klarste Bestimmung eines Persönlichkeitstypus mit gestörtem Sozialverhalten und Delinquenz erfolgte in Nordamerika auf der Basis der klinisch-intuitiven Beschreibungen von Cleckley (1976). Die empirischen Grundlagen des gegenwärtigen Konzeptes der antisozialen Persönlichkeitsstörung wurden durch die Studien von Robins (1966) gewonnen, die in die operational definierten RDC-Kriterien (Spitzer et al. 1975) und schließlich mit geringer Modifizierung in das DSM III eingegangen sind. Der antisoziale Typus im Sinne von Robins ist durch Verhaltensmerkmale bestimmt, die vor dem 15. Lebensjahr einsetzen und dauerhaft, mindestens jedoch für einen Zeitraum von 5 Jahren mit unterschiedlichen Formen von Devianz und Delinquenz in Erscheinung treten. Dabei ist das konfliktträchtige Sozialverhalten außer in einem Mangel an Empathie und

Normenbindung wesentlich durch eine verminderte Ängstlichkeit begründet. Hinzu kommt eine unstete Lebensführung, die ständig auf der Suche nach neuen Reizen und Herausforderungen, nach Sensationen und Risiken ist. Solche Verhaltensstile kennzeichnen übrigens nicht nur sozial deviante Individuen, sondern gelegentlich auch erfolgreiche Sportler, Entdecker, Abenteurer und Hasardeure, wenn es ihnen nur gelingt, die gefährlichsten Situationen zu vermeiden oder mit Glück zu beherrschen. Mit Lykken (1983) läßt sich aphoristisch formulieren, Furchtlosigkeit sei der Stoff, aus dem nicht nur die Helden, sondern auch die antisozialen Psychopathen sind.

Eine Reihe von empirischen Befunden aus der angloamerikanischen Psychopathieforschung weist Beziehungen zur abnormen Angstfreiheit auf. Zunächst ließ sich die alte, früher auf biographische und psychodynamische Gesichtspunkte gestützte Unterscheidung einer sog. primären Psychopathie von einer sekundären, symptomatischen oder neurotischen Form auch mit neurophysiologischen Untersuchungen bestätigen (Hare 1970; Blackburn 1980; Fagan u. Lira 1980). Die primären Psychopathen zeigten ein erniedrigtes Niveau kortikaler autonomer Erregung (Quay 1965; Hare 1970), was mit einer Unterfunktion von Aktivierungs- und Steuerungssystemen in Verbindung gebracht wurde (Fowles 1980). Für das auffällig lebhafte, risikobereite Verhalten der Psychopathen hat Zuckerman (1975) die „Sensation Seeking Scale" entwickelt. Familienuntersuchungen weisen darauf hin, daß dieser Persönlichkeitszug vermehrter Reizsuche genetisch mitbedingt ist (Fulker et al. 1980). Schließlich zeigen Psychopathen schlechtere Leistungen beim konditionierten Lernen nach Strafreizen, ein Befund, der sich nach Stimulierung mit Adrenalin besserte (Lykken 1957; Schachter u. Latane 1964; Schmauk 1970). Offenbar sind diejenigen Aktivierungssysteme vermindert wirksam, die für die Verhaltenssteuerung und das Erlernen von passivem Vermeidungsverhalten zuständig sind. In die gleiche Richtung deuten Befunde, wonach primäre Psychopathen niedrigere Angstwerte und geringere Arousalreaktionen bei Streß zeigen (Hare 1970).

Zusammengefaßt führen die referierten Befunde zur Hypothese, daß es sich beim primären Psychopathen um einen kortikal untererregten Menschen mit einer erniedrigten autonomen Antwort handelt, der reizhungrig sowie vermindert ängstlich ist und gefährliches Verhalten leichter riskiert, während er durch eine geringere Sensibilität für Strafreize eine verminderte Fähigkeit zum konditionierten Erfahrungslernen aufweist. Damit wäre eine biologisch fundierte abnorme Angstfreiheit des primären Psychopathen ein wesentlicher Faktor für die erhöhte soziale Konfliktbereitschaft. Beim sekundären Psychopathen dagegen, der vor allem unter neurotischen Hemmungen leidet, soll eine erhöhte Angst als Folge von Frustrationen und inneren Konflikten bestehen, wobei sensorische Reize eher zu einer Steigerung der Erregung führen. Bei diesen Personen erscheint das antisoziale Verhalten nicht als Folge von Reizsuche, sondern als eine wenig effektive, selbstschädigende Maßnahme, mit der versucht wird, innere Konflikte zu verringern.

Diese experimentell untermauerten Hypothesen über das Konstrukt einer abnormen Angstfreiheit bei psychopathischen Persönlichkeiten sind von großer forensischer Relevanz, insbesondere für die Frage der Gefährlichkeit und der Prognose. Bci ciner Untersuchung an 144 Probanden mit Persönlichkeitsauf-

fälligkeiten und Delinquenz (Saß 1986) zeigten gerade die Täter mit schweren
Delikten bzw. rascher Rückfallfrequenz eine hohe Belastung mit den Merkmalen der antisozialen Persönlichkeitsstörung nach DSM III. Nur ganz selten
waren dagegen bei dieser delinquenten Klientel die vier Persönlichkeitstypen
des DSM III vertreten, die sich zu einem ängstlich-asthenischen Cluster zusammenfassen lassen, also die hypersensitive, die dependente, die passiv-aggressive
und die zwanghafte Persönlichkeitsstörung. Die Persönlichkeitsdiagnostik nach
DSM III bestätigt die Hypothese, daß bei Straftätern antisoziale Persönlichkeitsmerkmale vom Charakter der Reizsuche und Risikobereitschaft gehäuft
auftreten, während ängstlich-asthenische Persönlichkeitszüge nicht zur Delinquenz disponieren (vgl. Saß 1986).

Bei einer vertieften pathocharakterologischen Betrachtung zeigten die Probanden mit antisozialer Persönlichkeitsstörung und abnormer Angstfreiheit,
daß ihr Geltungsbedürfnis und die Ansprüche an die Umgebung im Vergleich
mit Leistungsvermögen und Einsatz drastisch überhöht waren. Ihre Einstellung
war durch Egozentrizität, starke Ressentiments und die Neigung gekennzeichnet, die Ursachen für Schwierigkeiten und Mißerfolge bei anderen Menschen
oder Institutionen zu sehen. Strukturelle Elemente der Persönlichkeit wie Ge-
wissensinstanzen, Normen, Ge- und Verbote waren dynamisch mangelhaft be-
setzt. Zuweilen bestand eine subkulturelle Umprägung des gesamten Wertgefüges, wonach delinquentes Verhalten erlaubt und erwünscht war. Die Probanden zeigten Störungen der Empathie, des Ein- und Mitfühlens und der Be-
ziehungsstile. Insgesamt waren die Fähigkeiten des teilnehmenden Verstehens
und emotionalen Mitschwingens verringert, die sich nicht nur auf die Gemüts-
verfassung eines konkreten Gegenübers, sondern auch auf die emotional-affek-
tive Besetzung sozialer Regeln und kultureller Werte erstrecken. Diese charak-
terologischen Besonderheiten von Struktur und Dynamik müssen als wesentliche Teilursache für die Entstehung delinquenter Verhaltenstendenzen bei per-
sönlichkeitsgestörten Menschen berücksichtigt werden. Ihren Zusammenhang
mit dem neurophysiologisch begründeten und damit experimenteller Überprüfung zugänglichen Konstrukt der abnormen Angstfreiheit gilt es weiter zu untersuchen.

Diskussion

Muthny: Ich fand den forensischen Aspekt sehr bemerkenswert in Ihrer Darstellung. Sie haben gezeigt, daß ein Zuwenig an Angst (beim Psychopathen) ebenso
zu Dissozialität führen kann wie ein Zuviel an Angst, z. B. die eingebildete
Angst des Paranoikers. Gibt es denn vielleicht ein Optimum an Angst für unsere
Sozialbeziehungen?

Saß: In den Extremfällen gibt es ein gehäuftes Maß an dissozialen Entwicklungen, und insofern wird das Optimum dazwischenliegen. Allerdings kann nie-
mand genau sagen, wo. Das optimale Maß an Angst wird sicher für einen Renn-
fahrer ganz woanders liegen müssen als für einen Menschen, der keine beson-

dere Leistung vollbringen will und zufrieden ist, wenn er relativ sorgenfrei leben kann.

Zapotoczky: Ich habe den Eindruck, daß man bei einigen Panikpatienten und auch bei deren Angehörigen eine Neigung zum „paroxysmalen Verhalten" beobachten kann, etwa in dem Sinne, daß sie über eine lange Zeit hinweg überhaupt nicht reagieren und dann plötzlich eine extreme Verhaltensänderung stattfindet, etwa eine Panikattacke oder auch andere Verhaltensweisen. Sehen Sie hier vielleicht eine Verbindung zu den hyperthymen Psychopathen?

Saß: Es ist eine höchst interessante Frage, gerade bei Psychopathen den Aspekt der Verlaufskontinuität zu erforschen. Grundsätzlich gehört zur Definition der antisozialen Persönlichkeit ein dauerhaftes und gleichmäßiges Verhalten. Das ist aber nicht immer so. Es ist sehr interessant, daß es da durchaus Schwankungen gibt. Bei einigen ist das Sozialverhalten eben wirklich von phasischen Schwankungen der Stimmung abhängig, was auch vom Aspekt der medikamentösen Behandlung her höchst bedeutsam sein kann. Implizit bedeutet dies eine Kritik am statischen Konzept der antisozialen Persönlichkeit im DMS III, die solche affektiven Aspekte völlig ausklammert.

Böker: Ist die schon mehrfach erwähnte „pathologische Angstfreiheit" der Psychopathen vielleicht ein biologisches Phänomen oder ist es vielleicht eher die Auswirkung anderer, z. B. kognitiver Defizienzen? Psychopathen haben ein Defizit an vorwegnehmender Erwartung, können sich überhaupt nicht vorstellen, wie ihr Opfer reagieren könnte und zeigen einen Mangel an sozialer Phantasie. Das muß ja kein Defekt im biologischen Substrat sein, sondern könnte ebensogut einen Lernprozeß darstellen.

Saß: Ich bin der Überzeugung, daß im Spektrum antisozialer Persönlichkeiten unterschiedliche Gruppierungen vorhanden sind, bei denen die Defizienzen einmal mehr im körperlichen Bereich und einmal mehr in der Charakterstruktur oder Lerngeschichte liegen mögen.

Katschnig: Ist denn die Angst, über die wir jetzt reden, und die die einen vielleicht zu viel und andere zu wenig haben, vergleichbar mit der Angst bei Angstneurosen oder Panikattacken? Gibt es dort denn auch so ein „chinese menu", aus dem man einzelne Symptome aussuchen kann, deren Vorhandensein in der Summe dann nach DMS III eine bestimmte Angst bedeutet? Oder sind hier nicht vielmehr unterschiedliche kognitive Aspekte zu berücksichtigen?

Saß: Die DSM III hält sich von solchen Überlegungen ja gänzlich fern und bleibt vollkommen deskriptiv, ohne daß ätiologische Hypothesen angeboten würden.

Heimann: Ich möchte daran erinnern, daß es eine Reihe von biologischen Befunden gibt, die Parallelen zwischen Schizophrenien und Psychopathien belegen. In beiden Krankheitsformen werden gehäuft frühkindliche Hirnschädigungen gefunden.

Saß: Ich kann nur wiederholen, daß es gelegentlich eindeutige biologische und gelegentlich eindeutige soziogenetische Befunde gibt, auf die man manifeste Störungen zurückführen kann. Oft genug gibt es aber weder das eine noch das andere bei Probanden mit ausgeprägter antisozialer Persönlichkeitsstörung.

Literatur

American Psychiatric Association (1980) Diagnostic and statistical manual of mental disorders, 3rd edn. (DSM-III). American Psychiatric Association, Washington DC. Deutsch: Diagnostisches und statistisches Manual psychischer Störungen (DSM-III). Deutsche Bearbeitung und Einführung von Koehler K, Saß H (1984). Beltz, Weinheim Basel

Beard GM (1869) Neurasthenia or nervous exhaustion. Med Surg J (Boston) 79:217–221

Blackburn R (1980) Personality and the criminal psychopath: A logical analysis and some empirical data. In: Facoltà di Giurisprudenza, Universita di Messina (ed) Lo psicopatico delinquente. Giuffre, Milan, pp 37–68

Böhme K (1984) Angst, Tod und Todesangst des Suizidalen. In: Goetze P (Hrsg) Leitsymptom Angst. Springer, Berlin Heidelberg New York Tokyo, pp 59–66

Cleckley H (1976) The mask of sanity: An attempt to clarify some issues about the so-called psychopathic personality, 5th edn. Mosby, St. Louis

Fagan J, Lira FT (1980) The primary and secondary psychopathic personality: Differences in frequency and severity of antisocial behaviours. J Abnorm Soc Psychol 89: 493–496

Fowles DC (1980) The three arousal models: Implications of Gray's two-factor learning theory for heart rate, electrodermal activity, and psychopathy. Psychophysiology 17: 87–104

Freud S (1895) Über die Berechtigung von der Neurasthenie einen bestimmten Symptomenkomplex als „Angstneurose" abzutrennen. In: Ges. Werke Bd 10. Imago, London (1948)

Fulker DW, Eysenck SBG, Zuckerman M (1980) A genetic and environmental analysis of sensation seeking. J Res Pers 14:105–127

Hare RD (1970) Psychopathy: Theory and research. Wiley, New York

Huber G (1957) Pneumencephalographische und psychopathologische Bilder bei endogenen Psychosen. Springer, Berlin Heidelberg New York

Lykken DT (1957) A study of anxiety in sociopathic personality. J Abnorm Soc Psychol 55:6–10

Lykken DT (1983) Furchtlosigkeit: Der Stoff, aus dem die Helden (und Psychopathen) sind. Psychologie heute 10 (8):37–43

Quay HC (1965) Psychopathic personality as pathological stimulation-seeking. Am J Psychiatry 122:180–183

Robins LN (1966) Deviant children grown up: A sociological and psychiatric study of sociopathic personality. Williams & Wilkins, Baltimore

Roth M, Mountjoy CQ (1982) The distinction between anxiety states and depressive disorders. In: Paykel ES (ed) Handbook of affective disorders. Guilford, New York, pp 72–90

Saß H (1986) Psychopathie – Soziopathie – Dissozialität. Zur Differentialtypologie der Persönlichkeitsstörungen. Springer, Berlin Heidelberg New York Tokyo

Schachter S, Latane B (1964) Crime, cognition and the autonomic nervous system. In: Lewine D (ed) Nebraska symposion on motivation. University of Lincoln Press, Nevada, pp 271–274

Schmauk FJ (1970) Punishment, arousal, and avoidance learning in sociopaths. J Abnorm Psychol 76:325–335

Schneider K (1950) Die psychopathischen Persönlichkeiten, 9. Aufl. Deuticke, Wien

Spitzer RL, Endicott J, Robins E (1975) Research diagnostic criteria for a selected group of functional psychoses, 2nd edn. Biometrics Research Division, New York

Tyrer P, Casey P, Gall J (1983) Relationship between neurosis and personality disorder. Br J Psychiatry 142:404–408

Westphal C (1872) Die Agoraphobie, eine neuropathische Erscheinung. Arch Psychiatr Nervenkr 3:161–183

Zuckerman M (1975) Manual and research report for the Sensation Seeking Scale. Departement of Psychology, University of Delaware

Furcht und Angst bei körperlichen Erkrankungen

F. A. Muthny

Einführung

Die Verwendung der Begriffe „Furcht" und „Angst" im Titel des Beitrags erfolgte mit einer bestimmten Absicht — trotz der Unschärfe, die dieser begrifflichen Unterscheidung nach weitgehend übereinstimmender Auffassung innewohnt und die sie für den wissenschaftlichen Gebrauch wenig praktikabel erscheinen läßt, zumal auch keine entscheidenden Unterschiede, weder in der Phänomenologie noch in den physiologischen Reaktionsmustern, nachweisbar sind. Es soll damit auf einen Aspekt hingewiesen werden, der einen wesentlichen Unterschied der Angstsymptome im psychiatrischen Bereich und der Angst bei körperlicher Erkrankung deutlich machen mag, nämlich einen unterschiedlichen Objektivierungsgrad der Bedrohung bzw. unterschiedliche persönliche Anteile an der Genese des Symptoms. So werden wesentliche Unterschiede der inzwischen verlassenen Unterscheidung nach Klicpera (1983)

„im allgemeinen darin gesehen, daß Angst mit einem größeren Grad der Unsicherheit über die möglicherweise eintretende Bedrohung verbunden ist, während Bedrohungen, die Furcht auslösen, eine konkretere Form haben" (Klicpera 1983, S. 20).

Auf weitere Unterscheidungsmerkmale sei hier nur kurz ergänzend hingewiesen, so die Objektbezogenheit der Furcht in der psychoanalytischen Theorie und der Aspekt der Kontrollierbarkeit im Kontext des Modells der „gelernten Hilflosigkeit" von Seligman.

Im Gegensatz zu neurotischen und psychiatrischen Angstsyndromen stehen bei körperlichen Erkrankungen häufig konkrete und intersubjektiv nachvollziehbare Bedrohungen im Vordergrund, die, der obigen Begriffsdefinition folgend, eher Furcht bzw. Realängste auslösen, um einen weiteren, ebenfalls problematischen Begriff aus der Nomenklatur der Angst anzusprechen. Primäre Angstsyndrome und frei flottierende Ängste können zwar ebenfalls im Zusammenhang mit körperlicher Erkrankung auftreten, spielen aber im Vergleich zur Angst aus nachvollziehbarer Bedrohung eine vergleichsweise geringe Rolle.

Eine Unterscheidung von Angstsyndromen nach der Begründetheit bzw. Nachvollziehbarkeit der emotionalen Reaktion Angst erscheint durchaus verlockend und läßt Parallelen mit der in der Verstehbarkeit begründeten Bleulerschen Unterscheidung zwischen Psychose und Neurose erkennen. Klinisch-therapeutisch attraktiv erschien die Unterscheidung vor allem unter der Annahme, daß die objektbezogene, realitätsnahe Furcht eher zu Vermeidungsstrategien führe, während Angst möglicherweise angst- bzw. aktivierungsreduzierende Maßnahmen auf den Plan rufe. So wäre man am Beispiel der Furcht,

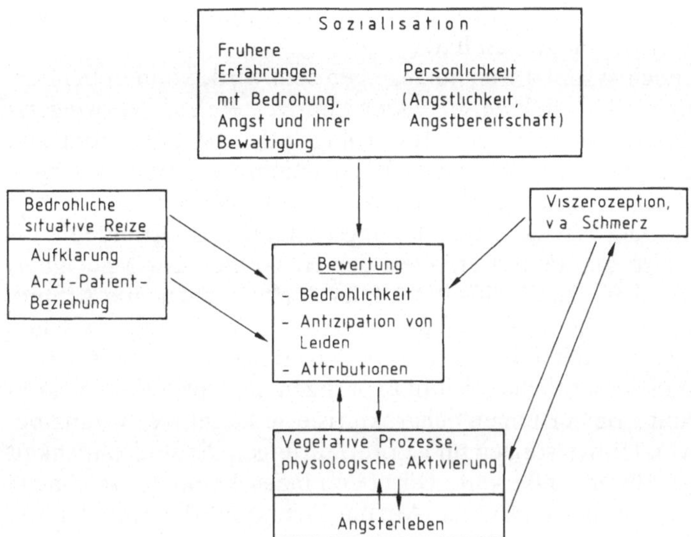

Abb. 1. Einflußfaktoren auf Angsterleben bei körperlichen Erkrankungen

übertragen auf den klinisch-medizinischen Bereich, beispielsweise eher an eine Brustkrebspatientin erinnert, die aus Angst vor den operativen Konsequenzen die Untersuchung eines Knotens in der Brust vermeidet, eine Verhaltensweise, die zum Begriff der sog. „Verschleppungs-Persönlichkeit" geführt hat und auf einen möglichen Aspekt der Verarbeitung von Angst hinweist, in diesem Fall mit dem Abwehrmechanismus der Verleugnung. Zum Beispiel Angst fällt dem Kliniker vielleicht eher ein Patient ein, der seine nach dem Urteil der Umgebung und u. U. auch für ihn selbst nicht verstehbaren Ängste mit Alkohol oder Psychopharmaka zu bekämpfen versucht.

Nach diesen Hinweisen sei jedoch die Unterscheidung zwischen Angst und Furcht verlassen, zugunsten des Sammelbegriffs Angst, der Angsterleben sowohl durch reale Bedrohung, bedrohende Hinweisreize und komplexe Bewertungsprozesse bedingt sieht. In Abb. 1 sollen die wesentlichen Bestimmungsfaktoren für Angsterleben im Kontext körperlicher Erkrankungen schematisch verdeutlicht und so die simple Furcht/Angstunterscheidung in einer komplexeren Betrachtungsweise aufgelöst werden.

So müssen wir Angst bei körperlichen Erkrankungen bedingt sehen durch eine Vielzahl von Faktoren: Es ist davon auszugehen, daß die im Sozialisationsprozeß entstandene Persönlichkeit mit geringerer oder größerer Ängstlichkeit bzw. Angstbereitschaft behaftet ist — auch wenn hier schon auf die Problematik hingewiesen werden soll, State- und Trait-Anteile der Angst in retrospektiver Betrachtung zu trennen. Weiter muß nach der Lerntheorie davon ausgegangen werden, daß frühere Erfahrungen mit Bedrohungen modifizierend wirksam sein dürften. Die Theorien zur Verarbeitung belastender Ereignisse legen zudem nahe, daß es eine wesentliche Rolle spielt, wieweit das Individuum bei früheren Bedrohungen eher Kontrollierbarkeitserfahrungen gemacht hat bzw. welche

Methoden es zur Minimierung der Bedrohung oder zur Reduzierung des Angsterlebens mit welchem Erfolg eingesetzt hat.

Wie im folgenden noch systematisch aufzuzeigen sein wird, können bei körperlichen Erkrankungen beispielsweise viszerozeptive Reize, vorwiegend Schmerz, über den Filter der persönlichen Bewertung und vor dem Hintergrund der persönlichkeitsbedingten Angstbereitschaft zu einem bestimmten Angsterleben führen. Desgleichen sind situative Reize einer als bedrohlich erlebten Situation (z. B. Unfall, oder aus dem Behandlungsumfeld, z. B. Krankenhausatmosphäre, Hinweisreize aus dem Verhalten der Behandler usw.) geeignet, Angsterleben auszulösen bzw. zu modifizieren. Hier dürfte es auch eine Art medizinpsychologische Grunderkenntnis darstellen, daß die Beziehung zwischen Patient und Behandlern, vor allem die Arzt-Patienten-Beziehung und das Aufklärungsverhalten einen wesentlichen Einfluß besitzen und protektiv wirken können. Die bislang mit „Bewertungen" charakterisierte kognitive Instanz bewertet aus den situativen Hinweisreizen und Vorerfahrungen die Bedrohlichkeit der Situation und ihre Berechenbarkeit. Darüber hinaus kommen aber auch viele weitere Faktoren, wie beispielsweise Attributionen und die Antizipation von Leiden mit ins Spiel.

Bewertungsprozesse ihrerseits stehen im engen wechselseitigen Zusammenhang mit vegetativen Prozessen, die in Richtung erhöhten Sympathikotonus mit dem Sammelbegriff der Aktivierung bedacht werden. Kognitive Prozesse, physiologische Aktivierung und emotionales Erleben von Angst stehen ihrerseits, wie bereits in den Experimenten von Schachter u. Singer (1962) nachgewiesen, in einem engen Wechselverhältnis, das Kausalitätsbetrachtungen sehr erschwert. So führt die Bewertung einer Situation als bedrohlich zu einer physiologischen Aktivierung, die ihrerseits das Angsterleben steigert, das ebenfalls weitere Aktivierung bewirkt und u. U. eine Neubewertung der Situation erreicht, usw. Das rasch anwachsende Angsterleben kann so in einem Regelkreis mit positivem Feedback gesehen werden, ähnlich wie Schmerz und Angst sich gegenseitig aufschaukeln können, beispielsweise beim ischämischen Myokardschmerz.

Ohne die nur kurz angedeuteten Modell- und Theoriezusammenhänge vertiefen zu können, erscheint es doch wichtig, auf das komplexe Bedingungsgefüge des Angsterlebens hinzuweisen, bevor im folgenden auf die speziellen Aspekte der Angst im Kontext einer körperlichen Erkrankung eingegangen werden soll.

Angst und Bedrohungserlebnis bei körperlicher Erkrankung

In der medizin-psychologischen Literatur steht Angst bei körperlichen Erkrankungen überwiegend im Zusammenhang mit einer zumindest teilweise real gegebenen Bedrohung des Lebens oder der körperlichen Integrität. Breiten Raum nehmen dabei vor allem Ängste vor progredientem Verlauf oder Komplikationen vor operativen Eingriffen oder anderen einschneidenden therapeutischen Maßnahmen ein (s. Davies-Osterkamp 1983, für die präoperativen Ängste;

Muthny et al. 1986, für Angst im Kontext der chronischen Niereninsuffizienz; Verres 1986, für Angst bei Krebs; Anderson et al. 1984, im Zusammenhang mit Strahlentherapie).

Der Versuch der Kategorisierung der *Bedrohungserlebnisse bei körperlicher Erkrankung* führt unter stärkerem Einschluß der subjektiven Bewertungskomponente zu den folgenden Bereichen:

- Bedrohung des Lebens (Todesangst, präoperative Ängste, Narkoseängste);
- Bedrohung der Gesundheit bzw. der körperlichen Integrität (präoperative Ängste, Angst vor Verstümmelung, z. B. vor Mastektomie);
- Bedrohung des Selbstbildes und Selbstwertgefühls (Angst vor der Krankenidentität, Angst vor dem Makel der Behinderung);
- Bedrohung von Sozialbeziehungen und Möglichkeiten des Sozialkontakts (z. B. durch die relative soziale Deprivation bei langen stationären Aufenthalten, Bedrohung durch die vermeintliche oder tatsächliche Reaktion des Partners auf verringerte körperliche Attraktivität und Sexualstörungen);
- Bedrohung der wirtschaftlichen Existenz (beruflicher Abstieg durch Erkrankung, finanzielle Einbußen);
- Bedrohung der Möglichkeiten der eigenen Lebensgestaltung, Einschränkung der Freiräume und Handlungsmöglichkeiten.

Bevor im folgenden eine Systematik der Angst bei körperlichen Erkrankungen versucht werden soll, sollen an drei Fallbeispielen typische Auslöser, Erscheinungsformen und mögliche Funktion von Angst im medizinisch-klinischen Bereich aufgezeigt werden. Die drei Beispiele entstammen aus den Erfahrungen des psychologischen Konsiliardienstes bei chronisch niereninsuffizienten Patienten in der Dialysebehandlung und Nierentransplantation (s. auch Muthny et al. 1986).

Fall A: Entscheidungskonflikt und Angst

Eine 25jährige Dialysepatientin war aufgrund massiver Shuntprobleme kaum noch effizient dialysierbar; die Peritonealdialyse schied aufgrund von Verwachsungen im Bauchraum aus, so daß die Nierentransplantation als einziger langfristiger therapeutischer Ausweg erschien. Vor der Transplantation hatte die Patientin jedoch so ausgeprägte Ängste, daß sie entsprechende Voruntersuchungen und die Aufnahme auf die Transplantliste ablehnte. In den ersten Kriseninterventionsgesprächen wurden diese Ängste als Ängste vor der Operation, stärker aber noch als Angst vor weiterer Verunstaltung und Beeinträchtigung des Körperselbstbilds deutlich. Vorerfahrungen mit zahlreichen Shuntoperationen, die die Patientin bei Bewußtsein (Plexusanästhesie) erlebt hatte, hatten bei der Patientin eher sensibilisierend gewirkt. Eine besondere Zuspitzung des angstbegleiteten Entscheidungskonflikts kann darin gesehen werden, daß die Patientin vor der Wahl zwischen extrem angstbesetzten Alternativen stand, von denen keine in der Lage war, einen Erfolg, wenn auch nur im Hinblick auf das pure Überleben, zu garantieren.

Fall B: Angst vor potentiellen Komplikationen, Angst vor der Angst

Ein 45jähriger transplantierter höherer Beamter konnte 4 Wochen nach der Transplantation und einem komplikationslosen postoperativen Verlauf mit einer hervorragenden Nierenfunktion (Kreatininclearance 70 ml/min) entlassen werden. Im Kontrast zum medizinischen Verlauf wirkte der Patient während des stationären Aufenthalts und auch danach weiter unruhig, nervös und angespannt. Auf diesen emotionalen Zustand angesprochen, hatte der Patient zunächst keine Erklärung dafür und verneinte alle Fragen nach Ängsten im Zusammenhang mit Erkrankungen und Behandlungen. Auf Initiative der Ehefrau bekam er schließlich vom Hausarzt eine anxiolytische Medikation, die er aber aufgrund von Nebenwirkungen (Klagen über Müdigkeit) wieder selbst absetzte und schließlich zur psychologischen Beratung erschien. Erst jetzt war es möglich, in Gesprächen mit dem Patienten die Hauptursachen der Angst zu identifizieren, die sich vor allem als Angst vor dem Verlust der Niere und der Rückkehr in die als sehr belastend erlebte Dialysesituation herausstellte. Bereits für die Zeit vor der Transplantation schilderte er Ängste davor, wie es sein würde, wenn er die Niere wieder verlieren und all das, was er an Freiheit und Lebensqualität gewonnen habe, wieder aufgeben müsse. Hier wurde eine langdauernde Angst vor der Angst bzw. Angst vor der Enttäuschung sichtbar. Die Unmöglichkeit, diese Angst nach der Transplantation zu äußern, führte der Patient darauf zurück, daß er mit seinem optimalen medizinischen Verlauf ja gar keinen „Grund" habe, den er Ärzten und Personal verständlich machen könne. Die therapeutische Strategie bestand hier in der Trennung von phantasierter und realer Bedrohung im Erleben des Patienten und in der Erlernung einer selbstanwendbaren Entspannungsmethode (Jacobsen-Technik).

Fall C: Angst und Compliance, Probleme aus Mangel an Angst

Eine 42jährige Arzthelferin und Dialysepatientin befand sich nach der erfolgreichen Transplantation und einem komplikationslosen postoperativen Verlauf in einer Hochstimmung, die jedoch allen Beteiligten diesem Verlauf angemessen erschien und nicht die Assoziation zur kortisonbedingten Euphorie nahelegte. Sie zeigte sich zudem gut informiert über ihre Erkrankung, Details der Behandlung und zukünftige Compliance-Anforderungen, vor allem im Hinblick auf Alarmzeichen einer Abstoßungsreaktion und die pünktliche Einnahme der immunsuppressiven Medikation. Wenige Wochen nach der Entlassung deutete sie dennoch eine Temperaturerhöhung als Folge einer banalen Erkältung und suchte erst mit einer Verzögerung von einigen Tagen die Transplantambulanz auf. Zu diesem Zeitpunkt war das Abstoßungsgeschehen trotz massiven Einsatzes immunsuppressiver Medikation nicht mehr aufzuhalten, und sie verlor die Niere. Die psychotherapeutische Arbeit mit dieser Patientin bezog sich zunächst auf die massiven Selbstvorwürfe und depressive Verstimmungen der Patientin, die Unterstützung bei der psychologischen Readaptation an die Dialyse und später die Sicherstellung der Compliance für die zweite Transplantation.

Vor allem das letzte Beispiel lenkt den Blick auf die mögliche Funktion der Angst als sinnvolles Warnsignal, ähnlich dem Schmerz, dessen Fehlen bzw. Außerkraftsetzen durch den Abwehrmechanismus der Verleugnung folgenschwere Probleme für den Patienten nach sich ziehen kann. Andererseits hat Angst im Zusammenhang mit körperlicher Krankheit nicht nur diese adaptive Funktion, sondern sie kann, wie vor allem auch Fall A zeigt, handlungsunfähig machen und den Patienten u. U. in einer für ihn lebensbedrohlichen Lähmung verharren lassen.

Das Zuviel bzw. Zuwenig an Angst in den obigen Fallbeispielen soll auf die alte Frage hinlenken, ob es so etwas wie einen optimalen Angstpegel gibt bzw. daß wir gerade bei körperlichen Erkrankungen häufig, ohne uns dessen bewußt zu sein, die Frage der Angemessenheit von Angstreaktionen im Hinblick auf bestimmte Situationen mitführen. Hier sei vor allem an die klassischen Untersuchungen von Janis (1958) erinnert, in der als wichtigstes Ergebnis ein mittleres präoperatives Angstniveau als günstigste Voraussetzung für einen guten postoperativen Verlauf erscheint. Obwohl diese Befunde häufig nicht repliziert werden konnten (z. B. Cohen u. Lazarus 1973), so kann der Gedanke, daß eine affektive und kognitive Einstellung auf die bevorstehende Gefahr (bei Janis „work of worrying") auch im Sinne moderner Auffassungen zur Krankheitsverarbeitung weiter als aktuell gelten (s. auch Davies-Osterkamp 1983).

Versuch einer Systematik der Angst bei körperlichen Erkrankungen

Eine Systematisierung verschiedener Aspekte bei körperlichen Erkrankungen, wie sie z. B. von Strian (1983) und Cameron (1985) vorgenommen wird, läßt vor allem die in Tabelle 1 näher ausgeführten sechs Bereiche erkennen, die entsprechend dem eingangs dargelegten Übersichtsschema zur Genese des Angsterlebens Angst als Folge physiologischer bzw. somatischer Faktoren, aber auch als Ergebnis kognitiver Prozesse erscheinen lassen. So wird Angst vor allem bei den sympathikusaktivierenden endokrinen Angstsyndromen als Folge einer erhöhten physiologischen Aktivierung betrachtet und erscheint auch bei zerebralen Erkrankungen unmittelbar verbunden mit einem organischen Prozeß, hier direkt an dem Substrat unseres Denkens und Fühlens. Bei der Bedrohung von Vitalfunktionen erscheinen ebenfalls organische/metabolische Prozesse in einer

Tabelle 1. Angst bei körperlichen Erkrankungen − Versuch einer Systematik

1) *Angst vor Verschlimmerung der Erkrankung,* ungünstigem Verlauf, Komplikationen, Zusatzerkrankungen

   z. B. Angst vor Rezidiven (Krebs)
       Angst vor Reinfarkt (Herzinfarkt)
       Angst vor erneutem Schub (MS)

2) *Angst vor belastenden therapeutischen Maßnahmen*

   z. B. Spritzenangst, Operations- und Narkoseängste, Angst vor Radio- und Chemotherapie

3) *Angst durch Bedrohung von Vitalfunktionen*
   z. B. Todesangst bei Herzinfarkt
       Erstickungsangst im Asthmaanfall

4) *Angst durch physiologisch aktivierende Faktoren*
   z. B. endokrine Angstsyndrome (Phäochromozytom, Hyperthyreose, Cushing-Syndrom, Hypoglykämie)
       Angst bei Bluthochdruck (ätiologisch und komplikativ)

5) *Akute Schmerz-Angst-Syndrome*
   z. B. bei koronaren Attacken, Hirndruckkrisen, Neuralgien, Koliken, Diskusprolaps

6) *Angst bei zerebralen Erkrankungen*
     Epileptische Angstsyndrome
     Hirnorganische Angstsyndrome

Kausalfunktion zur erlebten Angst, z. B. bei der Todesangst des Herzinfarktpatienten oder der Erstickungsangst im Asthmaanfall. Ängste vor einer Verschlimmerung der Erkrankung oder vor belastenden therapeutischen Maßnahmen dürften in einem höheren Maße von kognitiven Prozessen, z. B. der Bewertung als Bedrohung, der Antizipation von künftigem Leiden und Attribution vor allem im Hinblick auf die Verursachung und Kontrollierbarkeit dieser Faktoren mitbedingt sein. Eine eigene Kategorie bilden die akuten Schmerz-Angst-Syndrome, die im Prinzip auf einer gegenseitigen Verstärkung von Schmerz und Angst über das Zwischenglied physiologischer Aktivierung beruhen, und denen bei verschiedenen körperlichen Erkrankungen eine große Bedeutung zukommen dürfte. Hier steht therapeutisch häufig eine Reduzierung des Aktivierungsniveaus durch Tranquilizer neben der analgetischen Medikation im Vordergrund – womit häufig auch eine andere, sich gegenseitig verstärkende Wechselwirkung günstig beeinflußt wird, nämlich die von Schmerz und Muskelspannung.

Angsttheorien und ihr Bezug zur Angst bei körperlicher Krankheit

In diesem Abschnitt soll in Kürze versucht werden, ein Fazit darüber zu ziehen, wieweit die zahlreichen psychosozialen Angsttheorien (s. Überblick bei Klicpera 1983 und Fröhlich 1983) Erklärungswert bei der Angst bei körperlicher Krankheit besitzen.

Hier erscheinen das auf Freud zurückgehende klassische psychoanalytische Modell der Angstgenese (Angst aus fehlender angemessener Abreaktion zentralnervöser, vor allem sexueller Erregung) ebenso wie ethologische Theorien (Angst als Trieb, Angst und Trennungserlebnis) eher als Betrachtungshintergrund wertvoll. Unmittelbar anwendbar auf konkrete klinische Beobachtungen erscheinen nach Meinung des Autors vor allem die folgenden Modelle bzw. Theorien:

a) Modell der *klassischen Konditionierung* von Angst: so kann die Verbindung des unkonditionierten Stimulus mit der Angstreaktion, die für den Patienten in vielen Fällen genetisch nicht nachvollziehbar ist, auf dem Wege über die Reizgeneralisierung schließlich zu einem beispielsweise auf das gesamte Behandlungssetting ausgedehnten Auslösebereich von Angst führen.

b) Das *operante Modell* des Lernens kann vor allem für die Aufrechterhaltung von Angst bzw. von Angstäußerungen herangezogen werden. Äußerung von Angst löst im sozialen Kontext häufig Zuwendung aus, die der Patient u. U. nicht auf adäquateren Wegen zu erreichen gelernt hat.

c) Sozialpsychologische *Attributionstheorien* können vor allem für die Erklärung der Verbindung von Angst und kognitiven Prozessen herangezogen werden. Weitgehend übereinstimmend wird Kontrollierbarkeit als angstmindernd, dagegen die Attribution „Selbstverschulden" eher als ungünstig für die Beeinflussung der Angst im Rahmen dieser Theorien gesehen.

d) Die Theorien des *Modellernens* und *Beobachtungslernens* haben auf der Seite der klinischen Beobachtung das Phänomen, daß Angst ansteckend sein kann, aber auch Formen der Angstbewältigung kommuniziert werden. Auch der Behandler bleibt nicht unbeeinflußt von der Angst der Patienten, besonders beeindruckend demonstriert werden kann dies am Phänomen des sog. „Morbus clinicum", das den Zustand vieler Medizinstudenten in den ersten klinischen Semestern ironisierend beschreibt, wo der Kontakt mit den Symptomen, Ängsten und Leiden der Patienten oft auch eigene Angst vor Krankheit (z. B. Krebsängste) generieren bzw. aktivieren kann.

e) Auch *Konflikttheorien* erscheinen geeignet, unmittelbar auf klinische Beobachtungen angewendet zu werden, wie dies am Fallbeispiel A beim Entscheidungskonflikt zwischen zwei stark angstbesetzten Alternativen aufzuzeigen versucht wurde.

Angstbewältigung und Therapie der Angst

Im großen Spektrum der klinisch beobachtbaren Prozesse der Krankheitsverarbeitung (Heim 1986) erscheint die Bewältigung von Angst als eines der zentralen Themen erfolgreicher Adaptation. Eine Reduzierung der Angst ist grundsätzlich auf verschiedenen Wegen möglich, die von verschiedenen Individuen oder auch von einem Individuum bei verschiedenen angstbesetzten Ereignissen gewählt werden können:

— *Vermeidung angstauslösender Situationen* (diese Form der Angstreduzierung, die z. B. in Form der Höhenangst zumindest z. T. einen sinnvollen biologischen Mechanismus repräsentiert, kann im Falle einer Erkrankung lebensgefährlich sein, so wenn dadurch notwendige Schritte der Diagnostik und Behandlung unterbleiben).

— Das *emotionale Durchleben* der Angst (therapeutisch etwa im Sinne einer Katharsis oder Abreaktion) kann dem Patienten einerseits Erleichterung verschaffen, andererseits aber auch Ausdruck einer zunehmenden Labilisierung sein und negative soziale Folgen haben, d. h., er ist so auch nicht abschließend eindeutig in seiner Adaptivität zu bewerten.

— Die *kognitive Bearbeitung/Umstrukturierung* kommt im klinischen Bereich am deutlichsten in der Informationssuche von Patienten zum Ausdruck, wobei der adaptive Wert dieses Vorgehens sicher zu einem großen Teil in der Selektivität liegt, mit der sie der Patient betreibt. In diesem kognitiven Bereich setzen vor allem angstbezogene Verfahren der kognitiven Verhaltenstherapie an. Auch die Effekte der systematischen Desensibilisierung in der Angsttherapie werden z. T. als Effekte der kognitiven Bearbeitung interpretiert.

— Die *Spannungsreduktion* mindert Angst vor allem durch eine Senkung des Aktivierungsniveaus, in diesem Sinne setzen Patienten häufig Alkohol zur Angstreduktion ein. Therapeutisch sind in diesem Bereich sowohl anxiolytisch wirkende Psychopharmaka als auch psychotherapeutische Methoden, wie systematische Desensibilisierung und Entspannungsmethoden, wie Jacobsen-Technik und autogenes Training, einzuordnen.

— Schließlich dürfte die *Suche nach sozialer Unterstützung* einen weiteren wichtigen Weg der Angstbewältigung für viele Patienten bedeuten. Dabei kommt auch den Personen des medizinischen Behandlungsumfeldes, als in vielen Situationen einzig präsenten potentiellen Unterstützungspersonen, eine große Bedeutung zu.

Wie in der obigen Darstellung aufzuzeigen versucht wurde, besteht für viele der vom Patienten spontan praktizierten Formen der Angstbewältigung ein therapeutisches Analogon. Dies kann im übrigen als eines der therapeutischen Grundprinzipien gesehen werden, nämlich — wo immer möglich — vorhandene Ressourcen des Patienten in der Krankheits- und Angstbewältigung aufzugreifen und zu verstärken, d. h., ihm damit Hilfe zur Selbsthilfe zu gewähren.

Das individuelle therapeutische Vorgehen bei Angst im Kontext körperlicher Erkrankungen wird daher im wesentlichen abhängig sein von:

- der eingeschätzten realen Bedrohung bzw. der Angemessenheit der emotionalen Reaktion des Patienten,
- den Angstbewältigungsmöglichkeiten des Patienten,
- dem Zeitdruck, unter dem ein konkretes Ziel (z. B. Compliance bei lebensrettenden Maßnahmen) erreicht werden soll und — dies sollte ebenfalls nicht unterschätzt werden —
- dem therapeutischen Repertoire, den eigenen Erfahrungen des Therapeuten mit der Angst der Patienten und auch seiner eigenen.

Wesentliche Möglichkeiten der Angstbewältigung bei körperlichen Erkrankungen müssen vor allem in der Art und Intensität der Beziehung zwischen dem Patienten und den Behandlern sowie in der Art der Information und Aufklärung gesehen werden. Hier wie auch bei den präventiven Maßnahmen vor belastenden Ereignissen/Eingriffen erscheinen die Möglichkeiten bei weitem noch nicht ausgeschöpft.

Diskussion

Katschnig: Gibt es in der Reaktion eines Patienten auf schwere körperliche Erkrankungen eigentlich übergreifende Gesetzmäßigkeiten im zeitlichen Ablauf der einzelnen Abwehrstrukturen?

Muthny: Solche Phasenmodelle gibt es, sie haben sich aber nur als begrenzt hilfreich erwiesen. In der klinischen Realität sind die Abläufe zu sehr unterschiedlich.

Philipp: Lassen sich Panikattacken auf den von Ihnen erwähnten unterschiedlichen Angstachsen einordnen?

Muthny: Im Zusammenhang mit schweren körperlichen Erkrankungen kommen Panikattacken nicht allzu häufig vor, sie werden aber immerhin im Zusammenhang mit Organtransplantationen gesehen. Hierbei spielt natürlich die psychologische Vorbereitung der Patienten eine große Rolle: Immerhin habe ich bei jetzt vielleicht 300 oder 400 Nierentransplantationen 5 Fälle erlebt, wo es bei der unmittelbar bevorstehenden Transplantation zu akuten Panikreaktionen kam.

Zapotoczky: Die Notwendigkeit auch einer psychiatrisch-psychologischen Indikationsstellung bei Transplantationen wird durch diese Zahlen ja eindeutig belegt.

Literatur

Anderson BL, Karlsson JA, Anderson B, Tewfik HH (1984) Anxiety and cancer treatment: Response to stressful radiotherapy. Health Psychol 3:535–551

Cameron OG (1985) The differential diagnosis of anxiety — Psychiatric and medical disorders. Psychiatr Clin North Am 8:3–23

Cohen F, Lazarus R (1973) Active coping processes, coping dispositions, and recovery from surgery. Psychosom Med 35:375–389

Davies-Osterkamp S (1983) Angst und Angstbewältigung bei chirurgischen Patienten. In: Beckmann (Hrsg) Medizinische Psychologie

Dobson KS (1985) The relationship between anxiety and depression. Clin Psychol Rev 5:307–324

Fröhlich WD (1983) Perspektiven der Angstforschung. In: Thomae H (Hrsg) Psychologie der Motive. Hogrefe, Göttingen

Heim I (1986) Krankheitsauslösung — Krankheitsverarbeitung. In: Heim E, Willi J (Hrsg) Psychosoziale Medizin, Bd 2. Springer, Berlin Heidelberg New York Tokyo

Janis IL (1958) Psychological stress: Psychoanalytical and behavioral studies of surgical patients. Wiley, New York

Klicpera C (1983) Psychologie der Angst. In: Strian F (Hrsg) Angst. Grundlagen und Klinik — Ein Handbuch zur Psychiatrie und Medizinischen Psychologie. Springer, Berlin Heidelberg New York Tokyo

Larbig W, Birbaumer N (1980) Angst. In: Wittling W (Hrsg) Handbuch der Klinischen Psychologie, Bd 4: Ätiologie gestörten Verhaltens. Hoffman & Campe, Hamburg

Muthny FA, Beutel M, Broda M, Koch U (1986) Erfahrungen aus der Beratung und Psychotherapie mit chronisch niereninsuffizienten Patienten. In: Quint H & Janssen PL (Hrsg) Psychotherapie in der psychosomatischen Medizin. Springer, Berlin Heidelberg New York Tokyo

Schachter S, Singer J (1962) Cognitive, social, and physiological determinants of emotional state. Psychol Rev 69:379–399

Strian F (1983) Klinik der Angst. In: Strian H (Hrsg) Angst. Grundlagen und Klinik — Ein Handbuch zur Psychiatrie und Medizinischen Psychologie. Springer, Berlin Heidelberg New York Tokyo

Verres R (1986) Krebs und Angst. Subjektive Theorien über Entstehung, Vorsorge, Früherkennung, Behandlung und die psychosozialen Folgen von Krebserkrankungen. Springer, Berlin Heidelberg New York Tokyo

III. Therapie von Angstsymptomen

Therapeutische Zugänge zur Angst Schizophrener

W. Böker

Im Lebensgang Schizophrener ist Angst ebenso wie Freudlosigkeit und Depressivität ein häufiger Begleiter des Kranken. Therapeutische Zugänge zur Angst eröffnen sich auf verschiedenen Wegen: gewöhnlich wird der pharmakotherapeutische Weg beschritten. Daneben ist die geduldige Anteilnahme und die schrittweise Eingliederung in eine strukturierte, den Patienten ermutigende Gemeinschaft seit jeher eine wesentliche Hilfe für den geängstigten Patienten. In letzter Zeit sind differenzierte psychologische und familientherapeutische Zugänge gefunden worden, die durch neuere Ätiologiekonzepte gebahnt wurden.

Wenn der Arzt bei einem Patienten massive Angstsymptome feststellt, löst dieser Befund bei ihm in der Regel den *psychopharmakologischen Medikationsreflex* aus: Oral oder parenteral werden anxiolytisch wirksame Benzodiazepinderivate bzw., wenn es sich um psychotische Angstphänomene handelt, Neuroleptika angewendet.

Nun steht ganz außer Frage, daß die Reduktion affektiver Spannungen durch eine pharmakogene Senkung eines krankhaft erhöhten Arousalniveaus, z.B. in der katatonen Erregung oder im paranoid-halluzinatorischen Panikzustand, eine schnelle Beruhigung und Angstminderung herbeizuführen pflegt. Aus diesem Grund hat sich ja die neuroleptische Krisenintervention der akuten Schizophrenie weltweit durchgesetzt. Gelegentlich werden auch β-Blocker eingesetzt; ihre anxiolytische Bedeutung für schizophrene Angstformen ist jedoch umstritten (Hayes u. Schulz 1983).

Die gegenwärtig routinemäßig praktizierte neuroleptische Erregungsdämpfung akuter schizophrener Episoden sollte in einigen Fällen aber kritischer und differenzierter gehandhabt werden, will man unerwünschte Nebenwirkungen, schlechte Compliance oder Behandlungsabbrüche vermeiden.

Angeregt durch klinische Beobachtungen der nicht seltenen dysphorischen Reaktionen Schizophrener auf Neuroleptika haben wir in Bern systematische Analysen der subjektiven Neuroleptikawirkungen durchgeführt (Böker et al. 1982; Brenner et al. 1986). Kurz zusammengefaßt zeigte sich, daß zahlreiche dysphorisch reagierende Schizophrene die Rückordnung der psychotischen kognitiven Desorganisation und die dadurch wieder möglich werdende klarere Realitätserkennung nicht nur wohltuend und entängstigend, sondern in neuer Weise als beunruhigend erlebten. Solche Patienten erkannten plötzlich ihre vorbestehenden Leistungsdefizite, z.B. eine berufliche Erfolglosigkeit oder eine quälende Distanz in Partnerbeziehungen, in unverzerrter Klarheit oder sie wurden mit bisher psychotisch abgewehrten Triebimpulsen, z.B. homoerotischen Tendenzen, konfrontiert.

Durch solche intrapsychischen Reaktionen unterscheiden sich die Patienten der dysphorischen Gruppe von denjenigen der nichtdysphorischen Gruppe.

Offenbar waren die dysphorisch-ängstlich verarbeiteten Neuroleptikawirkungen in erster Linie nicht auf extrapyramidalmotorische oder vegetative Nebenwirkungen und auch nicht nur auf eine übermäßig starke Aktivitätsdämpfung zurückzuführen.

Daraus leitet sich die therapeutische Empfehlung ab, den biochemischen Effekt der Neuroleptika in den Erwartungshorizont des Kranken, in seinen individuellen Copingstil und seine Reorganisationskapazität zu integrieren. Wir müssen solchen Patienten helfen bei der Verarbeitung ihrer durch die Neuroleptika wieder erfahrbar gewordenen Erlebnisse von Macht- und Hilflosigkeit, von Isolierung oder Beziehungsmangel und der aufs neue schmerzhaft wahrgenommenen Basisdefizite der vulnerablen Person. Dadurch können wir neuroleptisch-dysphorische Reaktionen, vielleicht auch die Entwicklung der sog. pharmakogenen Depression auffangen.

Neben der neuroleptischen Erregungsdämpfung sollten *milieutherapeutische* und *psychologische Zugänge* zur Angst Schizophrener nicht außer acht gelassen werden.

So kann es einem Team sorgfältig ausgewählter Betreuer in kleinen, einem Familienmilieu ähnlichen, Wohngemeinschaften gelingen, akut erkrankte Schizophrene auch ohne oder nur mit sehr geringen Neuroleptikadosen aus der Psychose herauszuführen. Ein derartiges, dem kalifornischen „Soteria"-Programm (Wilson 1982) entsprechendes, modifiziertes Projekt hat Ciompi 1984 in Bern begonnen und 1986 über erste Erfahrungen berichtet (Ciompi u. Bernasconi 1986). Die initiale „Beruhigungsphase" verbringt der akut psychotische Patient mit einem ständigen Betreuer unter maximaler Reizabschirmung in einem nur mit Kissen und Matratzen ausgestatteten sog. „weichen Zimmer". Danach folgt eine behutsame Rückführung in die tätige Hausgemeinschaft. – In der Beruhigungsphase sind die Anforderungen an die Betreuer allerdings enorm, was der Verbreitung dieser interessanten Methode enge Grenzen setzen dürfte.

Die *experimentalpsychologische Schizophrenieforschung* hat uns auf die Existenz fluktuierender Störungen der Aufmerksamkeit, der Informationsverarbeitung und des Gedächtnisses aufmerksam gemacht, welche den akuten Psychosephasen vorausgehen und sie auch überdauern können. Dem Vulnerabilitäts-Streß-Modell der Schizophrenie zufolge können aus derartigen in ruhigen Lebensabschnitten leidlich tolerablen Defizienzen unter streßhafter Überforderung schizophreniecharakteristische Psychosesymptome entstehen. Namentlich die Intensitätsschwankungen solcher „Basisstörungen" oder „Basissymptome" (Süllwold u. Huber 1986) werden von den Patienten subjektiv wahrgenommen. Eigenen Untersuchungen zufolge werden Intensitätssteigerungen als Gefahrensignale einer drohenden psychotischen Krise erlebt und können Angst auslösen (Böker et al. 1984).

Ein erster *psychotherapeutischer Zugang* zu solchen Angsterlebnissen besteht darin, den Schizophrenen überhaupt nach der Existenz beunruhigender Basisstörungen zu fragen, die, schwerpunktmäßig, als Blockierung automatisierter Fertigkeiten, als Wahrnehmungsstörungen, Erlebnis der Reizüberflutung und allgemeine Unlust eingeteilt werden können (Schünemann-Wurmthaler 1984).

Ein zweiter Schritt sollte sich autoprotektiven Versuchen der Patienten zuwenden. – Bei 60 diesbezüglich befragten Schizophrenen fanden wir gegenüber mehr als zwei Dritteln aller berichteten Basisstörungen Kompensationsversuche angegeben (Böker 1986).

Dabei waren problemlösungsorientierte, situationsbezogene Bewältigungsanstrengungen häufiger als Vermeidungs- oder Rückzugsreaktionen. In welchem Ausmaß es dem Kranken dadurch gelingt, angst- und spannungsauslösende präpsychotische Zustände erfolgreich zu überwinden, ist noch unerforscht. Immerhin bietet eine gemeinsam mit dem Kranken durchgeführte Erlebnis- und Verhaltensanalyse angstverknüpfter Sequenzen dem Therapeuten die Chance, in einem dritten Schritt umschriebene Lebenssituationen, z. B. auf der Krankenabteilung, so weit zu modifizieren, daß die Angst reduziert werden kann.

Fallbeispiel

Ein 34jähriger, im 17. Lebensjahr hebephren erkrankter und bisher 8mal hospitalisierter Schizophrener befindet sich wegen einer akuten paranoid-halluzinatorischen Dekompensation erneut in unserer Klinik. Er klagt über heftige Angstgefühle, die in sehr komplexen, aber auch sehr einfach strukturierten Situationen bei normalerweise automatisiert ablaufenden Handlungen ausbrechen, denen er sich nicht mehr gewachsen fühlt. So ängstigt ihn beispielsweise die Abfolge der Handgriffe beim Duschen: in welche Hand gehört die Seife, die Brause, der Waschlappen?

Es zeigt sich, daß die Verrichtung angstfreier und ohne ständiges gedankliches Kontrollieren gelingt, wenn ihm während des Duschens ablenkende Stimuli angeboten werden, z. B. Radiomusik oder ein Gespräch mit dem Pfleger. – Die angstlösende Therapie besteht hier darin, einen „mittleren" Komplexitätsgrad nervöser Stimulation zu treffen, der diese Basisstörungen zu kompensieren vermag.

Aus der frühzeitigen Wahrnehmung angsterregender Erlebnisabwandlungen im Sinne von Indikatoren präpsychotischer Entgleisungen und der besseren Kenntnis ihrer Bewältigung lassen sich möglicherweise präventiv wirksame Trainingsmethoden entfalten, die zur Überwindung psychotischer „Mikroepisoden" und damit zur Rezidivprophylaxe beitragen.

In diesem Zusammenhang erweisen sich aus der Verhaltenstherapie neurotischer Angstsyndrome übernommene Verfahren als hilfreich, wie das Entspannungstraining oder Biofeedbacktechniken (Hawkins et al. 1980; van Hassel et al. 1982).

Von den akuten Psychoseepisoden abgesehen, ist das Leben der Schizophrenen auch in den symptomarmen ruhigen Stadien und Residualzuständen brüchig und, vermutlich auf Grund fluktuierender mentaler Funktionsstörungen, von Angst und Unsicherheitserlebnissen bedroht. Erfahrene Schizophreniepsychotherapeuten, wie z. B. Müller (1976), haben auf das „Urmißtrauen" dieser Patienten hingewiesen, das sich auch aus einer ständigen Angst vor Beziehungsabbrüchen speist.

Die ambivalente Skepsis gegenüber der – gleichzeitig ersehnten – Nähe eines verständnisvollen Freundes und Helfers entstammt nicht nur der Erfahrung, durch intensive, insbesondere konflikthafte Kontakte überfordert zu werden, sondern wohl auch der schmerzlichen Einsicht, andere durch eigenes sonderbares Verhalten immer wieder abgeschreckt zu haben. Sozialer Rückzug und Kontaktvermeidung dienen in diesem Sinne auch der Enttäuschungsprophylaxe. Der therapeutische Zugang zu dieser untergründigen Beziehungsangst kann vom Therapeuten nur in einer behutsam eingeleiteten, geduldig durchgehaltenen und auf lange Frist angelegten begleitenden Lebenshilfe gefunden und befestigt werden.

Vielfach sind Familienangehörige die einzigen kontinuierlichen Partner, auf die der Schizophrene angewiesen bleibt. Im Zusammenleben mit ihnen erhöhen übermäßig kritische oder gereizt-feindselige Äußerungen das Rückfallrisiko, wie wir aus der Expressed-emotions-Forschung wissen (Leff u. Vaughn 1985).

Auf seiten des Patienten ist es häufig die Angst, Leistungserwartungen nicht zu erfüllen, auf seiten der Angehörigen sind es z.B. Ängste, sich falsch zu verhalten und daraus resultierende Schuldgefühle, die solche Interaktionsspannungen hervorrufen.

Eine sachliche Aufklärung über das Wesen der besonderen Vulnerabilität Schizophrener kann erleichternd, weil schuldentlastend wirken. Dadurch entwickelt sich zwischen Patient, Angehörigen und Therapeuten eine bessere Partnerschaft, die das Ausmaß gegenseitiger angsterzeugender Fehlerwartungen und Fehlinterpretationen reduziert und den Weg für eine langfristige Krankheitsbewältigung freilegt.

Diskussion

Heimann: Wie sieht es aus mit der differentiellen Reaktivität schizophrener Patienten?

Böker: Wir haben hier sehr unterschiedliche Reaktionsformen vorgefunden. Teilweise spielen auch die Behandlungen mit Neuroleptika eine Rolle. Hier trat sogar eine paradoxe Verschlimmerung auf.

Zapotoczky: Die ängstliche Gespanntheit schizophrener Patienten hängt nach meiner Ansicht von der Geschwindigkeit der Veränderungen im psychopathologischen Status ab. Drastische Veränderungen können zu einer Panik führen. Auch das plötzliche Erkennen einer unrealistischen Situation mag zu Ängstlichkeit und zu Panik führen.

Böker: Die Abbrüche von kontinuierlichen Erfahrungen der Realität führen bei schizophrenen Patienten häufig zu Angst. Die einzige Therapieform, die man hiergegen unternehmen kann, ist, daß man den Patienten diese Abbrüche verständlicher machen kann und sie ihnen vor allem mit ihrer Krankheit erklärt.

Margraf: Ich möchte darauf hinweisen, daß es hierbei sehr auf die Angehörigen ankommt, vor allem auf die Kommunikation innerhalb der Familie. Wenn die Familie verständig ist, kann dies die Rückfallgefahr günstig beeinflussen.

Böker: Hier muß ich auf den Vortrag von Herrn Strian zurückkommen. Der Mandelkern (Nucleus amygdala), der für das Erkennen von Gesichtern und damit für die soziale Interaktion eine Rolle spielt, und möglicherweise soziale Signale entschlüsselt, kann gestört sein, und hieraus resultieren dann wiederum Angstzustände, da jetzt die sozialen Signale nicht adäquat entschlüsselt werden.

Buchheim: Die Behandlung der Angst bei chronisch schizophrenen Patienten ist durch eine Diskrepanz geprägt. Die Diskrepanz einerseits zwischen den Wünschen des Therapeuten und andererseits den Möglichkeiten des Patienten. Hier klafft eine große Lücke. Diese Diskrepanz führt dann wieder zu Ängsten der Patienten und möglicherweise zur Dekompensation der Krankheit.

Hippius: Es kommt mir darauf an, die differenzierte Betrachtungsweise von Schizophrenen und Angstpatienten zu betonen. Schizophrene Patienten zeigen häufig eine Apophänie, während bei Angstpatienten dies weniger auftritt. Auch die chronobiologische Beobachtung ist von Bedeutung.

Katschnig: Wichtig erscheint mir der Umgang mit der Unsicherheit der schizophrenen Patienten. Es kommt dabei auf die kognitive Strukturierung der Patienten an. Entsprechende kognitive Verarbeitung ist bei schizophrenen Patienten häufig nicht gewährleistet. Deswegen liegt es in der Hand des Therapeuten, den Patienten Entscheidungen abzunehmen und genaue Richtlinien vorzulegen. Damit erleben die Patienten auch weniger Angst.

Böker: Sie haben ganz recht. Es hängt zusammen mit dem Verlust automatisierter Fähigkeiten. Schizophrene Patienten können zusätzliche Reize schlecht verarbeiten.

Literatur

Böker W (1986) Zur Selbsthilfe Schizophrener: Problemanalyse und eigene empirische Untersuchungen. In: Böker W, Brenner HD (Hrsg) Bewältigung der Schizophrenie – Multidimensionale Konzepte, psychosoziale und kognitive Therapien, Angehörigenarbeit und autoprotektive Anstrengungen. Huber, Bern

Böker W, Brenner HD, Alberti L (1982) Untersuchung subjektiver Neuroleptikawirkung bei Schizophrenen. Therapiewoche 32 (27):3411–3421

Böker W, Brenner HD, Gerstner G, Keller F, Müller J, Spichtig L (1984) Self-healing strategies among schizophrenics: Attempts at compensation for basic disorders. Acta Psychiatr Scand 69:373–378

Brenner HD, Böker W, Rui C (1986) Subjektive Neuroleptikawirkung bei Schizophrenen und ihre Bedeutung für die Therapie. In: Hinterhuber H, Schubert H, Kulhanek F (Hrsg) Seiteneffekte und Störwirkungen der Psychopharmaka. Schattauer, Stuttgart

Ciompi L, Bernasconi R (1986) Soteria-Bern – Erste Erfahrungen mit einer neuartigen Milieutherapie für akute Schizophrene. Psychiatr Prax 13 (5):172–176

Hassel JH van, Bloom LJ, Gonzalez AM (1982) Anxiety management with schizophrenic outpatients. J Clin Psychol 38 (2):280–285

Hawkins RC, Doell SR, Lindseth P, Jeffers V, Skaggs S (1980) Anxiety reduction in hospitalized schizophrenics through thermal biofeedback and relaxation training. Percept Mot Skills 51 (2):475–482

Hayes PE, Schulz SC (1983) The use of beta-adrenergic blocking agents in anxiety disorders and schizophrenia. Pharmacotherapy 3:101–117

Leff J, Vaughn C (1985) Expressed emotion in families: Its significance for mental illness. Guilford, New York

Müller C (1976) Psychotherapie und Sozialtherapie der Schizophrenen. In: Huber G (Hrsg) Therapie, Rehabilitation und Prävention schizophrener Erkrankungen. Schattauer, Stuttgart

Schünemann-Wurmthaler S (1984) Subjektive Basisstörungen der Schizophrenie. Lang, Frankfurt/M.

Süllwold L, Huber G (1986) Schizophrene Basisstörungen. Springer, Berlin Heidelberg New York Tokyo

Wilson HS (1982) Desinstitutionalized residental care for the mentally disordered. The Soteria House approach. Grune & Stratton, New York

Medikamentöse Therapie der Angst bei Depression

G. Laakmann und D. Blaschke

Einleitung

Bei der medikamentösen Therapie der Depression hat sich in den letzten 30 Jahren die Anwendung von verschiedenen Antidepressiva bewährt. Wendet man sich der Frage zu, ob die Angst der Patienten, die an einer Depression erkrankt sind, ein therapierelevanter Faktor ist, der die zusätzliche oder alleinige Verabreichung von Anxiolytika rechtfertigt, so kann vom klinischen Alltag ausgehend gesagt werden, daß besonders bei ängstlich-agitiert depressiven Patienten neben der Verabreichung von Antidepressiva oft eine gleichzeitige Verabreichung von Anxiolytika vom Benzodiazepintyp vorgenommen wird, wie dies auch in einer Arbeit von Gastpar (1986) angegeben wird.

In einer Literaturübersichtsarbeit zum Thema „Die medikamentöse Behandlung von Angstzuständen" werten Giedke u. Coenen (1986) eine Vielzahl von Publikationen aus, in denen u. a. Erfolge der medikamentösen Behandlung von Angstzuständen allein und im Rahmen einer primären Depression untersucht wurden. Die Autoren kommen zu dem Schluß, daß Angst bei primären depressiven Erkrankungen besser mit Antidepressiva behandelt werden kann als mit Benzodiazepinderivaten, wobei i. allg. eine initiale Kombination beider Substanzen eine günstigere therapeutische Wirkung erwarten läßt. Es wird darauf hingewiesen, daß die Angst im Rahmen einer Depression als sekundäres Symptom zu betrachten sei und eine isolierte Behandlung der Angst weniger erfolgversprechend sei als eine primär antidepressive Behandlung, die allenfalls initial mit Anxiolytika zu kombinieren ist.

In der vorliegenden Arbeit soll der Frage nachgegangen werden, ob und in welcher Weise die Angst bei depressiven Patienten, die im Rahmen einer kontrollierten Doppelblindstudie mit einem trizyklischen Antidepressivum oder einem Benzodiazepinderivat behandelt wurden, beeinflußt wird. Die Bearbeitung einer derartigen Frage erscheint durch die Auswertung der in dieser Untersuchung eingesetzten Fremd- und Selbstbeurteilungsbögen zur Erfassung der Angst möglich, wobei die Analyse sowohl auf der Ebene von Summenscores als auch der Einzelitems vorgenommen wird. Die weitere Auswertung erfolgt anhand des Vergleichs der medikamentösen Effekte, sowohl in der gesamten Patientengruppe als auch in bestimmten Teilgruppen von Patienten, die nach krankheitsrelevanten Merkmalen geschichtet wurden.

Hierbei erscheint besonders eine Schichtung der Patienten in leicht, mittel und schwer ängstliche Patienten anhand der Hamilton-Angst-Skala ein gangbarer Weg zur Beantwortung der Frage, ob der Ausprägungsgrad der Ängstlichkeit ein unterschiedliches therapeutisches Ansprechen von unterschiedlich depressiven Patienten auf ein Anxiolytikum oder ein Antidepressivum erkennen läßt.

Beeinflussung der depressiven Symptomatik im Rahmen einer Doppelblindstudie mit Alprazolam und Amitriptylin

Als erstes sollen zunächst die Studie, bei der diese Auswertestrategie eingesetzt wird, und deren generelle Ergebnisse zusammenfassend dargestellt werden.

Es handelt sich um eine Untersuchung zur Wirksamkeit und Verträglichkeit des Benzodiazepinderivats Alprazolam im Vergleich zu Amitriptylin bei der Behandlung von ambulanten Patienten, die an einem depressiven Syndrom erkrankt waren.

In die Studie wurden insgesamt 318 in ambulanter Behandlung bei niedergelassenen Allgemein- und Nervenärzten befindliche Patienten aufgenommen und über 6 Wochen unter Doppelblindbedingungen entweder mit Alprazolam (mittlere Dosis 1,8 mg) oder Amitriptylin (mittlere Dosis 90,5 mg) behandelt.

Bei den wöchentlichen Ratings wurden als Fremdbeurteilungsskalen klinischer Gesamteindruck (CGI), Hamilton-Depressions-Skala (HAMD), Hamilton-Angst-Skala (HAMA) und AMP-4-Bogen verwendet. Für das Selbstrating wurden die Skalen Gesamteindruck des Patienten (PGI), die Selbstbeurteilungs-Depressions-Skala (SDS) und die Eigenschaftswörterliste (EWL) eingesetzt.

Die Studienergebnisse wurden unter dem Titel „Wirksamkeits- und Verträglichkeitsvergleich von Alprazolam gegen Amitriptylin bei der Behandlung von depressiven Patienten in der Praxis des niedergelassenen Allgemein- und Nervenarztes" publiziert (Laakmann et al. 1986).

Als Ergebnis dieser Untersuchung kann festgehalten werden, daß während einer 6wöchigen Behandlung der depressiven Patienten, nach einer anfänglichen leichten Überlegenheit von Alprazolam in der ersten Behandlungswoche, eine leichte therapeutische Überlegenheit von Amitriptylin zum Ende der Behandlung sichtbar wird, ohne daß bei der Auswertung der Gesamtgruppe ein statistisch signifikanter Unterschied nachgewiesen werden konnte.

Zur Überprüfung der Frage, ob einzelne Patientenuntergruppen ein unterschiedliches Ansprechen auf die beiden eingesetzten Präparate zeigen, wurde eine weitere Analyse der Daten nach verschiedenen Schichtungskriterien durchgeführt:

— Behandlung beim Nervenarzt oder Allgemeinarzt,
— endogene bzw. neurotische Depression,
— Einteilung des Schweregrads der Erkrankung nach CGI in leicht, mittel und schwer.

Unterschiede zwischen den Präparaten zeigen sich besonders anhand des Schichtungskriteriums leicht, mittelschwer oder schwer krank, entsprechend der CGI-Einteilung. Die als leicht bzw. mittelschwer krank eingeschätzten Patienten zeigten unter den beiden Behandlungsarten keine Unterschiede. Die als schwer krank eingeschätzten Patienten (insgesamt 36) jedoch ließen nach einer anfänglichen therapeutischen Überlegenheit von Alprazolam in der 1. Woche eine deutliche therapeutische Überlegenheit von Amitriptylin ab der 3. bis zur 6. Behandlungswoche erkennen (Abb. 1).

  G. Laakmann u. D. Blaschke

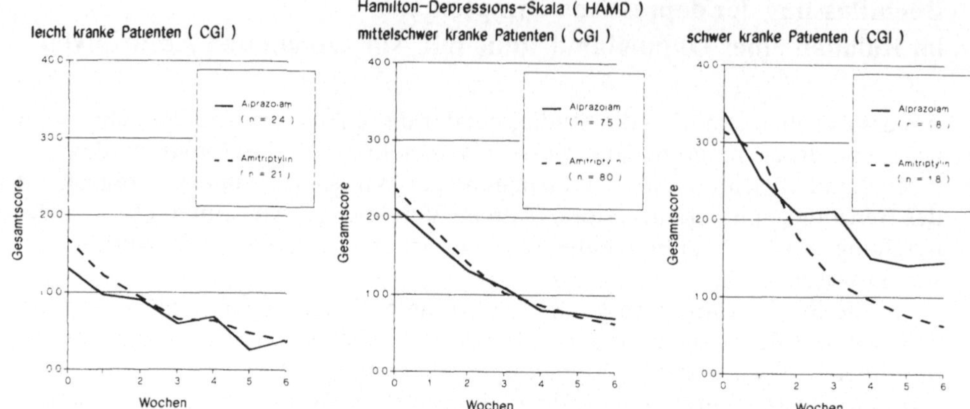

Abb. 1. Vergleich der Besserung in der Hamilton-Depressions-Skala (HAMD) von leicht, mittelschwer und schwer kranken Patienten unter Amitriptylin und Alprazolam

Bei der Schichtung der Patienten nach Nervenarzt und Allgemeinarzt wurde bei den von Nervenärzten behandelten Patienten ebenfalls eine therapeutische Überlegenheit von Amitriptylin im Vergleich zu Alprazolam gesehen, nicht aber bei den von Allgemeinärzten behandelten Patienten.

Auch bei der Schichtung der Patienten nach endogener oder neurotischer Depression wurde eine leichte therapeutische Überlegenheit von Amitriptylin im Vergleich zu Alprazolam bei den endogen depressiven Patienten, nicht aber bei den neurotisch depressiven Patienten gesehen.

Zur Bearbeitung der Frage, ob bei der Subgruppe der schwer kranken Patienten das unterschiedliche therapeutische Ansprechen auf Alprazolam bzw. Amitriptylin, das sich in den Summenscores der Hamilton-Depressions-Skala (HAMD) ausdrückt, auf eine unterschiedliche Beeinflussung einzelner Items dieser Skala – insbesondere der ängstlichen bzw. der depressiven Symptome – oder eher auf eine unterschiedliche Veränderung aller Items zurückzuführen ist, wurde eine Einzelitemanalyse durchgeführt.

Besondere Bedeutung kommt der Einzelitemanalyse auch deswegen zu, weil nicht auszuschließen ist, daß sich in den Gesamtscores der verwendeten Skalen vor und nach der Behandlung der Schweregrad nicht adäquat ausdrückt, da in den Skalen bei verschiedenen Schweregraden der Symptomatik verschiedenes gemessen werden könnte (vgl. auch Heimann u. Schmocker 1974).

Das Ergebnis der Einzelitemanalyse der HAMD, geschichtet nach den Patientengruppen leicht, mittelschwer und schwer krank nach den CGI-Kriterien, ist in Abb. 2 dargestellt.

Aufgrund der Fülle der Daten wurde hier eine graphische Darstellung gewählt, in der der wöchentliche Punktwert jedes Items pro Behandlungsgruppe dargestellt ist, wobei in der Ordinate der Punktwert 1 für die jeweilige Kurve als Bezug angegeben ist.

Die Profile sind entsprechend ihrem zeitlichen Verlauf von oben nach unten aufgetragen. Ist der Zwischenraum zwischen den Einzelkurven ausgefüllt, so be-

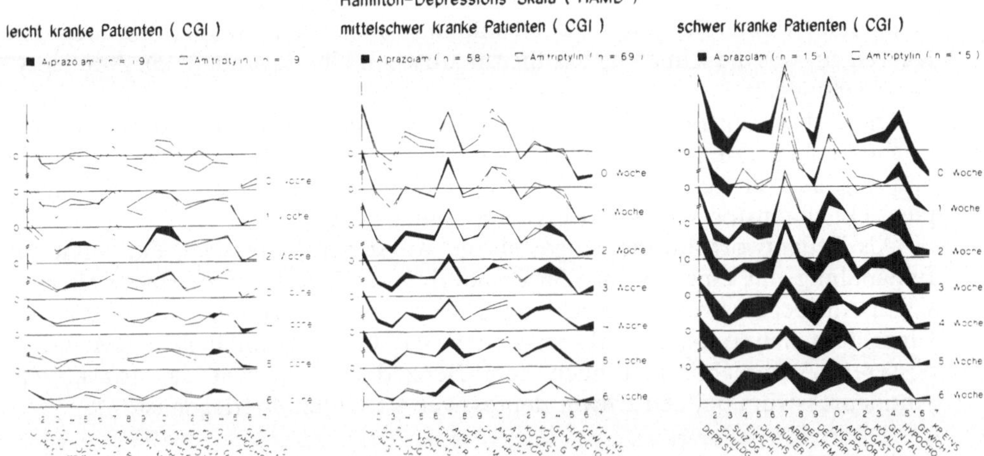

Abb. 2. Vergleich der Einzelitemprofile von leicht, mittelschwer und schwer kranken Patienten in der Hamilton-Depressions-Skala unter Amitriptylin und Alprazolam (ausgefüllter Raum zwischen den Kurven bedeutet, daß die zugehörigen Alprazolamwerte höher sind, nicht ausgefüllte Zwischenräume, daß sie niedriger als unter Amitriptylin sind)

deutet dies, daß die mittleren Itemwerte der Amitriptylingruppe niedriger sind als die Werte der Alprazolamgruppe. Ist der Zwischenraum nicht ausgefüllt, so sind die mittleren Itemwerte der Alprazolamgruppe niedriger als die der Amitriptylingruppe.

Beim Vergleich der Einzelitemprofile wird deutlich, daß bei den leicht und mittelschwer kranken Patienten die anfänglich geringeren Punktwerte der Alprazolamgruppe während des Behandlungsverlaufs im wesentlichen beibehalten werden. Die gelegentliche schwarze Ausfüllung des Zwischenraums zwischen den Kurven macht deutlich, daß zu diesen Zeitpunkten die Werte der Amitriptylingruppe geringer sind als die der Alprazolamgruppe. Wesentliche Unterschiede werden allerdings nicht sichtbar.

Betrachtet man demgegenüber die Profile der schwerkranken Patientengruppe, so macht die Ausfüllung zwischen den Kurven der Woche 0 deutlich, daß in einzelnen Items, besonders Schuldgefühle (Item 2) und Suizidalität (Item 3), Durchschlafstörung, frühes Erwachen (Items 5 und 6), depressive Erregung (Item 9), Genitalsymptome (Item 14) und hypochondrische Symptome (Item 15) in der Amitriptylingruppe geringere Werte auftauchen. Nach 1wöchiger Behandlung ist nur noch eine Schraffierung in den Items Schuldgefühle (2) und Suizidalität bzw. Hypochondrie (3 bzw. 15) deutlich vorhanden. Die anderen nicht ausgefüllten Zwischenräume zwischen den Kurven zeigen, daß die mit Alprazolam behandelten Patienten in diesen Items geringere Werte aufweisen, was, ähnlich wie in dem Mittelwertskurvenverlauf nach 1 Woche, ein besseres therapeutisches Ansprechen der Patienten auf das Benzodiazepinderivat wiedergibt.

Betrachtet man den weiteren Verlauf der Kurvenprofile, so nimmt mit zunehmender Behandlungszeit die Ausfüllung der Zwischenräume zwischen den Kurven zu, was die Zunahme der therapeutischen Überlegenheit von Amitriptylin widerspiegelt.

Diese therapeutische Überlegenheit drückt sich fast in allen Items aus. Betrachtet man speziell die beiden Items Angst psychisch und Angst körperlich (10 und 11), so läßt sich hier ein dem allgemeinen Trend entsprechender Therapieeffekt zugunsten von Amitriptylin erkennen.

Als Teilantwort auf die Frage, ob die Angst bei depressiven Patienten auf Behandlung mit einem Benzodiazepinderivat im Vergleich zu einem trizyklischen Antidepressivum unterschiedlich therapeutisch anspricht, läßt sich in der Einzelitemanalyse der HAMD feststellen, daß bei einer anfänglich geringfügig besseren Ansprechbarkeit nach dem Benzodiazepinderivat das trizyklische Antidepressivum bei den schwer depressiven Patienten überlegen ist.

Beeinflussung der ängstlichen Symptomatik bei depressiven Patienten im Rahmen einer Doppelblindstudie mit Alprazolam und Amitriptylin

Zur Beantwortung der Frage, ob die Angst bei depressiven Patienten von Alprazolam oder von Amitriptylin unterschiedlich beeinflußt wird, wurde die Hamilton-Angst-Skala verwendet. Auf die Auswertung der Hamilton-Angst-Skala bei den Patienten, geschichtet nach den CGI-Kriterien in leicht, mittelschwer und schwer krank und geschichtet nach der Hamilton-Angst-Skala in leicht, mittelschwer und schwer ängstliche Patienten, soll im folgenden genauer eingegangen werden.

Die Auswertung wurde über die Summenscores und die Einzelitems der Hamilton-Angst-Skala (HAMA) vorgenommen.

Bevor wir uns der Veränderung in der Hamilton-Angst-Skala zuwenden, erscheint es notwendig, die Frage der Korrelation zwischen der Hamilton-Angst-Skala und der Hamilton-Depressions-Skala zu klären. Bei der Berechnung der Korrelation zwischen beiden Skalen ergibt sich eine Korrelation von $r = 0,8$, d.h. daß sich in der Hamilton-Angst-Skala eine Symptomatik abbildet, die zu 65% mit der depressiven Symptomatik zusammenhängt und zu etwa 35% auf andere Faktoren zurückzuführen ist. Eine getrennte Analyse der Angst- bzw. Depressions-Skala ist dementsprechend nur bedingt möglich, so daß bei der folgenden Auswertung diese Einschränkung zu bedenken ist.

Die Auswertung der Hamilton-Angst-Skala über alle Patienten, und über die Untergruppen, geschichtet nach Schweregrad (im CGI), nach behandelndem Arzt und nach Diagnose zeigt im wesentlichen ein ähnliches Ergebnis wie die Auswertung der Hamilton-Depressions-Skala. Das könnte einerseits darauf hinweisen, daß die ängstliche Symptomatik, die in der Hamilton-Angst-Skala abgebildet wird, sich bei den Patienten in gleicher Weise verändert wie die depressive Symptomatik, die in der Depressionsskala abgebildet wird. Andererseits kann dies aber auch auf die hohe Korrelation beider Skalen untereinander zurückgeführt werden.

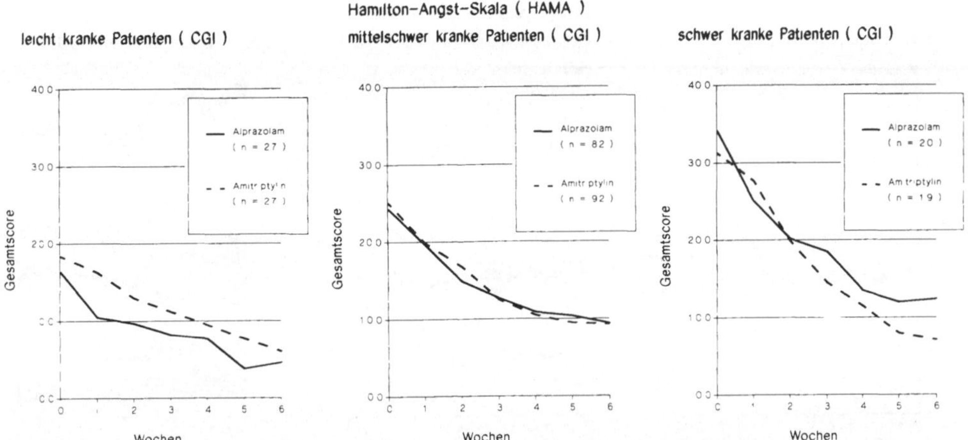

Abb. 3. Vergleich der Besserung in der Hamilton-Angst-Skala (HAMA) von leicht, mittelschwer und schwer kranken Patienten unter Amitriptylin und Alprazolam

In Abb. 3 sind die Mittelwerte aus der Hamilton-Angst-Skala von leicht, mittelschwer und schwer kranken Patienten (nach CGI) dargestellt. Ähnlich wie bei der Depressionsskala ist auch hier bei den schwer kranken Patienten in der Angstskala ein anfänglich überlegenes therapeutisches Ansprechen der Patienten unter Alprazolam in der 1. Woche zu beobachten, das sich im weiteren Therapieverlauf zugunsten von Amitriptylin ändert.

Bei der Gruppe der leicht und mittelschwer kranken Patienten ist keine unterschiedliche Reduktion der Punktwerte zu erkennen.

Ein ähnliches Ergebnis wird bei der Einzelitemanalyse der Hamilton-Angst-Skala bei der Schichtung der Patienten nach leicht, mittelschwer und schwer kranken Patienten (nach CGI) sichtbar. Auch hier ist nach 1 Woche Therapie eine deutliche Überlegenheit des Benzodiazepinderivats in der Mehrzahl der Items zu finden. Im weiteren Therapieverlauf wird aber die Überlegenheit von Amitriptylin in fast allen Items deutlich, so daß auch hier keine unterschiedliche Veränderung der Items nachweisbar ist (Abb. 4).

Wenden wir uns nun dem Ergebnis der Schichtung der Patienten entsprechend dem Hamilton-Angst-Score zu: Die Patienten wurden entsprechend ihrem Ausgangswert zu Beginn der Behandlung in der Hamilton-Angst-Skala in leicht ängstliche (HAMA 10–19), mittelschwer ängstliche (HAMA 20–29) und schwer ängstliche Patienten (HAMA > 29) eingeteilt. In Abb. 5 wird deutlich, daß die leicht und mittelschwer ängstlichen Patienten unter beiden Präparaten eine vergleichbare Besserung aufweisen. Die Besserung der schwer ängstlichen Patienten in der Hamilton-Angst-Skala zeigt nach 1wöchiger Behandlung eine ausgeprägte therapeutische Überlegenheit von Alprazolam. Zu Ende der Behandlung ist kein Unterschied zwischen den beiden Medikamenten zu sehen. Der Unterschied, wie er besonders bei den schwer kranken Patienten, geschichtet nach CGI nachweisbar war, ist bei den Patienten, geschichtet nach Angstscore, nur zu Beginn der Behandlung vorhanden.

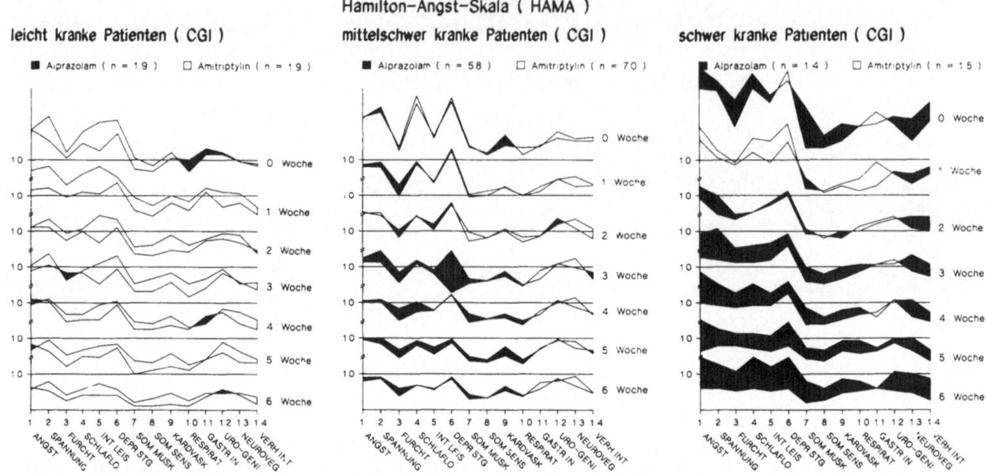

Abb. 4. Vergleich der Einzelitemprofile von leicht, mittelschwer und schwer kranken Patienten in der Hamilton-Angst-Skala unter Amitriptylin und Alprazolam (ausgefüllter Raum zwischen den Kurven bedeutet, daß die zugehörigen Alprazolamwerte höher sind, nicht ausgefüllte Zwischenräume, daß sie niedriger als unter Amitriptylin sind)

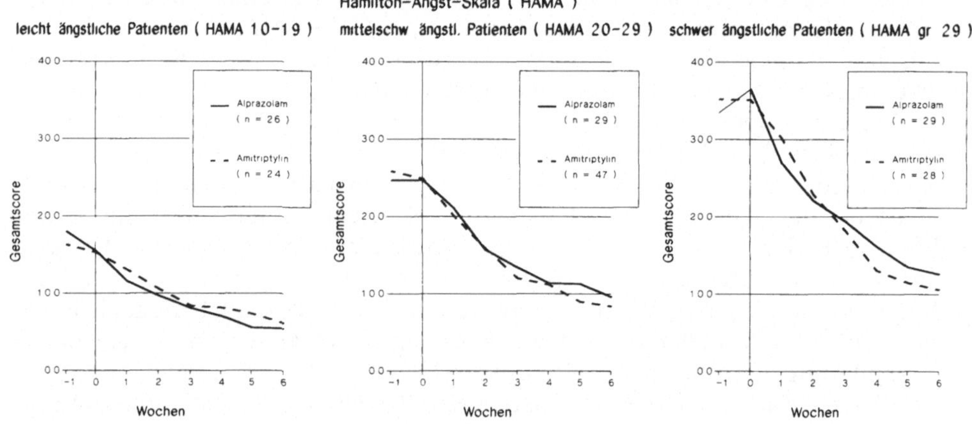

Abb. 5. Vergleich der Besserung in der Hamilton-Angst-Skala (HAMA) von leicht, mittelschwer und schwer ängstlichen Patienten unter Amitriptylin und Alprazolam

Auch die Einzelitemanalyse der Hamilton-Angst-Skala läßt ein unterschiedliches Ansprechen der einzelnen Items bei den schwer ängstlichen Patienten in der 1. Woche zugunsten von Alprazolam erkennen. Im weiteren Verlauf geht dieser Unterschied wieder zurück, wobei am Ende nur noch im Item depressive Stimmung (6) ein leichter Unterschied zugunsten von Amitriptylin festzustellen ist (Abb. 6).

Das Ergebnis dieser Auswertung weist darauf hin, daß zu Beginn der Behandlung der Grad der Ängstlichkeit von depressiven Patienten für die initiale

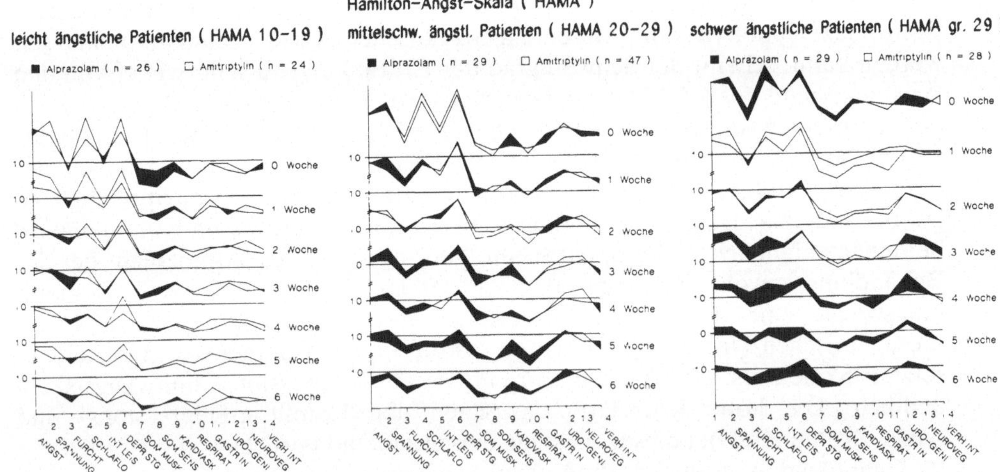

Abb. 6. Vergleich der Einzelitemprofile von leicht, mittelschwer und schwer ängstlichen Patienten in der Hamilton-Angst-Skala unter Amitriptylin und Alprazolam (ausgefüllter Raum zwischen den Kurven bedeutet, daß die zugehörigen Alprazolamwerte höher sind, nicht ausgefüllte Zwischenräume, daß sie niedriger als unter Amitriptylin sind)

Beeinflussung der ängstlichen Symptomatik ein therapierelevanter Faktor ist, der für die Verabreichung eines Benzodiazepinderivats angeführt werden kann. Bei längerfristiger Behandlung erweist sich der Schweregrad der Angst für die Art der medikamentösen Intervention als nicht bedeutsam.

Schlußbemerkungen

Die dieser Arbeit zugrundeliegende Frage nach der medikamentösen Therapie der Angst bei Depression kann aufgrund der vorgelegten Ergebnisse der Zusatz- auswertung einer Doppelblindstudie, in der depressive Patienten mit Alprazo- lam oder Amitriptylin behandelt wurden, dahingehend beantwortet werden, daß die Angst nur bei Therapiebeginn als therapierelevanter Faktor bei ambu- lant behandelten depressiven Patienten angesehen werden kann.

Besonders die Schichtung der Patienten in leicht, mittelschwer und schwer ängstliche Patienten zeigt, daß ein unterschiedliches therapeutisches Anspre- chen auf ein Benzodiazepinderivat bzw. ein trizyklisches Antidepressivum aus- schließlich bei schwer ängstlichen Patienten und nur in der 1. Behandlungs- woche vorzuliegen scheint. Nach längerfristiger Behandlung läßt sich bei Be- rücksichtigung des Schweregrads der Angst weder in der Auswertung der Sum- menscores noch in der Auswertung der Einzelitems der eingesetzten Skalen eine unterschiedliche therapeutische Wirkung beider Präparate erkennen, so daß, außer zu Beginn, das Ausmaß der Angst als Kriterium bei der Behandlung ängstlich-depressiver Symptomatik weniger relevant erscheint.

Wesentlich bedeutsamer bei der Frage, ob ein depressiver Patient mit einem Benzodiazepinderivat oder mit einem trizyklischen Antidepressivum behandelt werden kann, scheint der Schweregrad der Erkrankung zu sein, wie er von den Ärzten anhand des CGI-Bogens bewertet wird. Sowohl die ängstliche als auch die depressive Symptomatik scheinen bei als leicht und mittelschwer krank beurteilten Patienten während einer 6wöchigen Behandlung mit dem Benzodiazepinderivat Alprazolam oder dem trizyklischen Antidepressivum Amitriptylin gleich gut behandelbar. Bei den im CGI als schwer krank bezeichneten Patienten wird bei einer anfänglichen therapeutischen Überlegenheit von Alprazolam bei der Behandlung sowohl der Angst als auch der Depression nach der 3. Behandlungswoche eine deutliche Überlegenheit von Amitriptylin sichtbar. Diese therapeutischen Unterschiede werden sowohl in den Summenscores der eingesetzten Skalen als auch in den Einzelitems der Depressions- und Angstskala deutlich. Die hohe Korrelation zwischen den Hamilton-Depressions- und Angst-Skalen muß bei dieser Aussage einschränkend berücksichtigt werden.

Unabhängig von den methodischen Schwierigkeiten, die bei der verwendeten Auswertungsstrategie zu berücksichtigen sind, scheint die Ängstlichkeit eines depressiven Patienten nur zu Therapiebeginn geeignet, als therapierelevanter Faktor herangezogen zu werden. Für den gesamten Behandlungsverlauf erscheint es eher sinnvoll, den Schweregrad eines depressiven Syndroms zu berücksichtigen. Hier scheint besonders bei den schwer krank depressiven Patienten nach etwa 3 Wochen Behandlungszeit das trizyklische Antidepressivum Amitriptylin dem Benzodiazepinderivat Alprazolam überlegen zu sein. Während der 1. Behandlungswoche gilt aber auch für die schwer krank depressiven Patienten, ähnlich wie für die Gesamtgruppe, daß eine größere Reduktion sowohl der ängstlichen als auch der depressiven Symptomatik mit dem Benzodiazepinderivat erzielt wird.

Hieraus läßt sich das Argument ableiten, daß eine Kombinationsbehandlung mit einem Antidepressivum und einem Anxiolytikum vom Benzodiazepintyp nur in den ersten Wochen vorteilhaft erscheint. Ein Argument für eine längerfristige Kombinationsbehandlung eines Antidepressivums mit einem Anxiolytikum, entsprechend der Ängstlichkeit des Patienten, konnte aufgrund der Auswertung der vorliegenden Doppelblindstudie mit einem Benzodiazepinderivat und einem trizyklischen Antidepressivum bei depressiven Patienten nicht gesichert werden.

Diskussion

Margraf: Sind die Unterschiede statistisch signifikant?

Laakmann: Eine Berechnung hinsichtlich statistisch signifikanter Unterschiede wurde bei der Einzelitemanalyse nicht durchgeführt.

Engel: Es ist bei dieser Auswertung keine Abgrenzung mit statistischen Verfahren möglich.

Benkert: Ihren Ausführungen habe ich entnommen, daß schwer depressive Patienten besser mit Amitryptilin behandelt werden. Insgesamt scheint es so zu sein, daß Alprazolam gegenüber Amitryptilin unterlegen ist. Es erhebt sich so die Frage, ob Alprazolam, das Abhängigkeit erzeugt, überhaupt als Medikament bei Depressionen geeignet ist. In meinen Augen besteht eine Diskrepanz zu Studien in den USA, die zeigen, daß bei depressiven Patienten eine gute Wirkung von Alprazolam vorhanden ist. Sollten wir deshalb Alprazolam nicht mehr verwenden?

Laakmann: Es ist richtig, daß unsere Studie darauf hinweist, daß schwer depressive Patienten besser mit Amitriptylin behandelt werden können als mit Alprazolam. Ein Unterschied zwischen den leicht- und mittelschwer depressiven Patienten unter der Behandlung mit Amitriptylin und Alprazolam konnte in unserer Studie nicht gesehen werden. − Bezüglich der amerikanischen Studien möchte ich darauf hinweisen, daß unser Studienergebnis, ähnlich wie die amerikanischen Studien, keinen statistisch signifikanten therapeutischen Unterschied zwischen der Wirksamkeit von Alprazolam und den trizyklischen Antidepressiva bei der Gesamtgruppenauswertung aufzeigt. Ergänzend aber zu den amerikanischen Studien wird in unserer Studie besonders durch die Schichtung der Patienten ein zusätzliches Ergebnis deutlich, das die schlechtere Wirksamkeit von Alprazolam bei schwer depressiven Patienten im Vergleich zu Amitryptilin zeigt.

Heimann: Gestatten Sie mir eine naive Frage: Kann es sich dabei nicht um einen Halo-Effekt handeln?

Laakmann: Da es sich bei dieser Untersuchung um eine randomisierte Doppelblindstudie handelt, dürften derartige Effekte keine Rolle spielen.

Literatur

Gastpar M (1986) Unterschiedliche Pharmakoneffekte bei Angst und Depression. In: Helmchen H, Linden M (Hrsg) Die Differenzierung von Angst und Depression. Springer, Berlin Heidelberg New York Tokyo, S 167–176

Giedke H, Coenen T (1986) Die medikamentöse Behandlung von Angstzuständen. In: Janke W, Netter P (Hrsg) Angst und Psychopharmaka. Kohlhammer, Stuttgart, S 207–234

Heimann H, Schmocker A (1974) Zur Problematik der Beurteilung des Schweregrades psychiatrischer Zustandsbilder. Arzneimittelforsch 24 : 1004–1006

Laakmann G, Blaschke D, Hippius H, Messerer D (1986) Alprazolam versus Amitriptyline in the treatment of depressed outpatients: A randomized double-blind trial. In: Lader MH, Davies HC (eds) Drug treatment of neurotic disorders: Focus on alprazolam. Proceedings of an International Symposium, Vienna, Austria, 14–15 November 1984. Churchill Livingstone, Edinburgh

Zur Pharmakotherapie der Angstsyndrome

W. Pöldinger

Bei den Kollegen in der Praxis, sofern sie in der Deutschen Schweiz wohnen und dort auch meist studiert haben, hat sich eine Einteilung der Angst durchgesetzt, welche auf Binder (1949) zurückgeht. Es ist dies eine sehr praktische Einteilung, die zwischen folgenden Grundformen der Angst unterscheidet:

- Realangst
- Vitalangst
- Existentielle Angst
- Gewissensangst
- Neurotische Angst
- Psychotische Angst

Während eine Realangst, z. B. nachts durch eine unbeleuchtete Hafenstraße zu gehen, kein Behandlungsgrund ist, weil diese Realangst eine Signalangst ist, die vor Bösem warnt, ist die Frage der Therapierbarkeit bei der Vitalangst schon eine andere. Wenn jemand Schmerzen in der linken Brust verspürt, so bekommt er Angst, einen Herzinfarkt zu haben, wird sich hinsetzen und um Hilfe rufen. Auch hier ist natürlich keine Behandlungsindikation gegeben, da es ja sehr wichtig ist, daß der Betreffende in eine entsprechende Behandlung kommt. Läuft jedoch bereits die Behandlung und geht der Zustand in die Rekonvaleszenz über, dann kann diese Vitalangst den Rehabilitationserfolg gefährden, und dann ist es sehr wohl sinnvoll, diese Angst zu behandeln. Während sich für die existentielle Angst sowieso keine Behandlungsindikation stellt, ist die Unterscheidung zwischen Gewissensangst und neurotischer Angst oft schwierig, und nur die neurotische Angst wird in der Regel einer Behandlung zuzuführen sein, welche vor allem im Rahmen der Gesprächstherapie zu suchen sein wird. In selteneren Fällen wird es aber auch nötig sein, neurotische Angst medikamentös zu behandeln. Die Hauptdomäne der Psychopharmakotherapie dagegen ist die psychotische Angst, sei es die Angst des Melancholikers, die Angst des Schizophrenen oder auch die Angst des Organikers.

Ich habe unter den praktischen Ärzten, Fachärzten für Innere Medizin und Psychiatern der Ostschweiz eine Umfrage über die Häufigkeit von Angst und deren Behandlung durchgeführt. Es haben 544 Kolleginnen und Kollegen geantwortet, und in den Abb. 1a, b sind die Ergebnisse graphisch dargestellt. Nach Meinung dieser Kollegen tritt Angst sehr häufig auf; daß sie bei Fachärzten für Psychiatrie besonders häufig auftritt, ist nicht verwunderlich, da diese ja besonders Patienten mit seelisch-geistigen Erkrankungen zugewiesen bekommen bzw. behandeln. Die Mehrheit der Kollegen gibt an, daß sich die Angst vor allem in körperlichen Symptomen äußert. Die Patienten kommen also nicht primär in die Praxis und klagen darüber, daß sie Angst haben, sondern sie klagen über

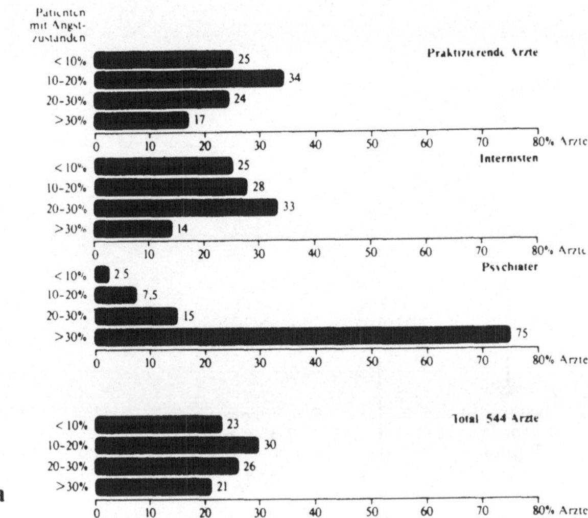

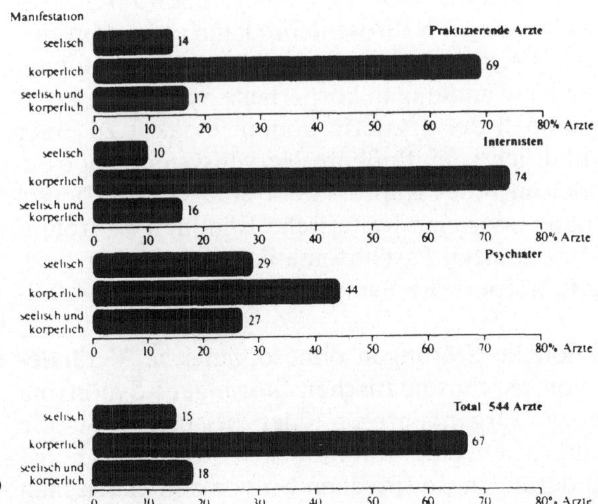

Abb. 1a, b. Beantwortung von Fragebögen durch praktische Ärzte, Internisten und Psychiater

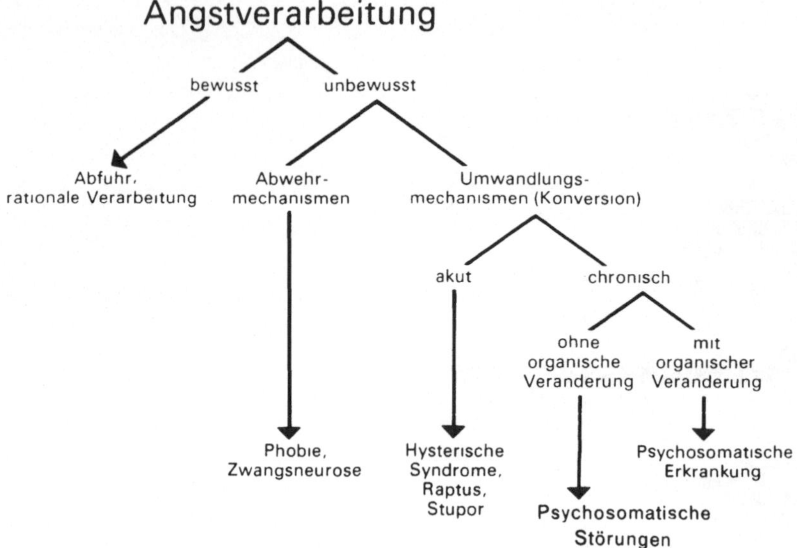

Abb. 2. Somatische Darstellung der Angstverarbeitung

verschiedene somatische Beschwerden, aus denen die Kollegen folgern, daß Angst dahinter stehen muß. In Abb. 2 wurde ein Konzept für das Auftreten von Angst in seinen verschiedenen somatischen Formen aufgezeigt. Während Angst im Normalfall bewußt verarbeitet wird, kann es auch zu einer unbewußten Verarbeitung kommen. Im Sinne der klassischen Neurosenlehre kann es zu Abwehrmechanismen kommen, wie wir dies bei den phobischen und Zwangssymptomen sehen. Es kann aber auch zu einer Umwandlung in körperliche Symptome kommen. Im klassischen Erklärungsmodell der Hysterie kommt es akut zu einer Konversion der Angst in das willkürlich beeinflußbare Nervensystem, sei es in Form des hysterischen Anfalls oder auch des Ruptors oder Stupors. Es können aber auch eine hysterische Lähmung oder eine hysterische Blindheit auftreten. Im Sinne der psychodynamisch orientierten Psychosomatik kann es aber auch chronisch zu einer Umwandlung in körperliche Symptome mittels des vegetativen Nervensystems kommen.

Zunächst einmal treten funktionelle Störungen ohne organische Veränderungen auf, wir sprechen dann von psychosomatischen Störungen; Synonyma dafür sind funktionelle Störungen, Organneurosen oder beispielsweise die Magen- oder Herzneurose. Kommt es neben der funktionellen Störung als Folge davon auch zu organischen Veränderungen, so sprechen wir von den klassischen psychosomatischen Erkrankungen.

Wenn wir aber auch einen Blick auf die Entwicklung der ärztlichen Fortbildung in den letzten Jahrzehnten werfen, so sehen wir, wie Abb. 3 zeigt, daß es eigentlich Kollegen gibt, die in diesem Bereich mehr der Psychosomatik anhängen und die relativ bald darauf gekommen sind, daß es mit Tranquilizern alleine nicht geht. Sie besuchen daneben Balint-Gruppen und/oder haben sich dem autogenen Training, manchmal auch dem katathymen Bilderleben zu-

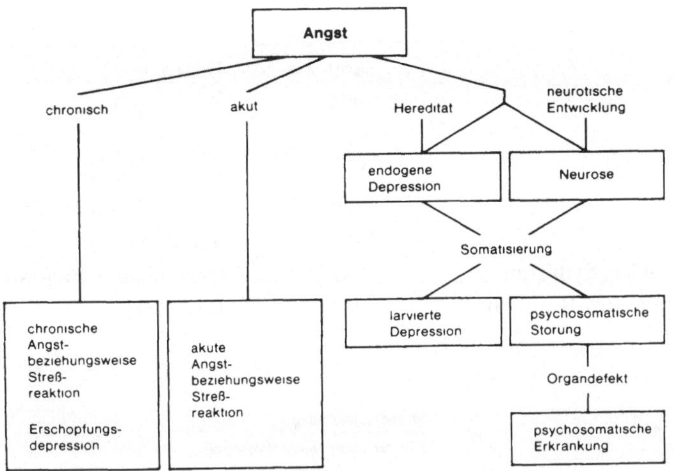

Abb. 3. Beziehung zwischen Angst und Depressivität

gewandt. Andere Kollegen wurden mehr durch das Konzept der larvierten
Depression begeistert und behandeln derartige Zustandsbilder vorwiegend mit
Antidepressiva. Nach diesem hypothetischen Fortbildungskonzept kann sich
Angst zunächst einmal in Form der akuten Angst- oder Streßreaktion äußern —
im chronischen Fall im Sinne der chronischen Angst- oder Streßreaktion. Auch
das Zustandsbild der Erschöpfungsdepression kann in diesem Zusammenhang
genannt werden. Betrifft die Angst, die sowohl reaktiv als auch autonom auftreten kann, eine Person, welche hereditär mit Depressionen belastet ist, so
kann es zur Auslösung einer endogenen Depression kommen. Trifft die gleiche
Angst aber eine Person, welche frühkindlich eine neurotische Entwicklung
durchgemacht hat, so kann es zum Akutwerden einer Neurose kommen. Beide
Erkrankungen zeigen in den letzten Jahrzehnten eine zunehmende Tendenz,
sich im psychosomatischen Bereich auszudrücken, und wir sprechen dann in
dem einen Fall von larvierten Depressionen, in dem anderen Fall von psychosomatischen Störungen. Kommt es zu einer Somatisierung im Sinne der Mitbeteiligung von Organen, so kommt es zu psychosomatischen Erkrankungen, und
dabei handelt es sich um psychosomatische Störungen, deren Funktionsstörungen zu einem Organdefekt geführt haben.

In all diesen Störungen spielt das vegetative Nervensystem eine bedeutende
Rolle, und das wurde schon früh und immer wieder erkannt, und es gibt daher
eine ganze Reihe von Fachausdrücken, welche bei derartigen Störungen vor
allem auf die Mitbeteiligung des vegetativen Nervensystems hinweisen. In Tabelle 1 habe ich derartige Diagnosen chronologisch zusammengestellt. Ich selbst
habe 1982 den Ausdruck „Psychovegetatives Dysregulations-Syndrom" vorgeschlagen. Ich habe dies getan, um besonders darauf hinzuweisen, daß das vegetative Nervensystem hier nicht nur eine Rolle spielt, sondern eine Dysfunktion
aufweist. Damit ist gemeint, daß bei derartigen Zustandsbildungen im vegetativen Testverfahren tatsächlich Funktionsstörungen nachgewiesen werden kön-

Tabelle 1. Zur Geschichte der larvierten Depression

Neurasthenie	1869	Beard
Vegetative Dystonie	1934	Wichmann
Psychovegetatives Syndrom	1934	Thiele
Vegetative Syndrome	1951	Birkmayer, Winkler
Psychovegetative Syndrome	1966	Delius, Fahrenberg
Vegetatives Psychosyndrom	1968	Stähelin
Allgemeines psychosomatisches Syndrom	1981	Bräutigam, Christian
Psychovegetatives Dysregulations-Syndrom	1982	Pöldinger

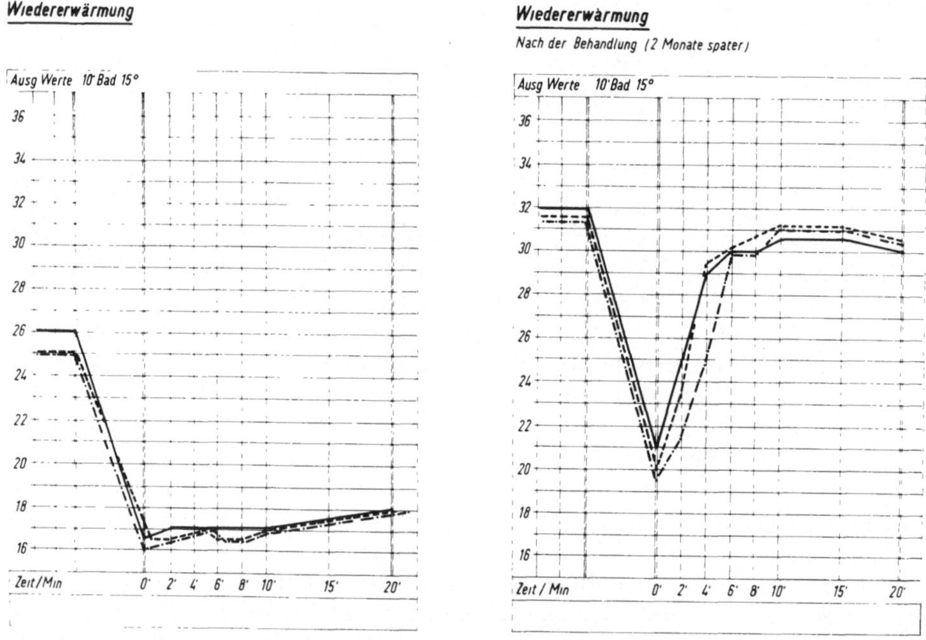

Abb. 4. Wiedererwärmungstest während und nach der Behandlung einer depressiven Erkrankung

nen. In Abb. 4 ist eine derartige vegetative Funktionsstörung am Beispiel einer gestörten Wiedererwärmung bei Abkühlung wiedergegeben. Wir sehen, daß bei einer an einer Erschöpfungsdepression leidenden Patientin nach einer Abkühlung der Hand in 4°C kaltem Wasser ein starker Temperaturabfall einsetzt und daß es innerhalb von 20 min nicht zu einer vollständigen Wiedererwärmung kommt. Nach dem Ende der Behandlung zeigt der gleiche Test aber, daß es zu einer geringeren Abkühlung der Hauttemperatur kommt und daß innerhalb von 20 min die Wiedererwärmungsleistung dazu geführt hat, daß die ursprüngliche Temperatur wieder hergestellt ist. In Abb. 5a, b wurde ein gestörter Orthostase-

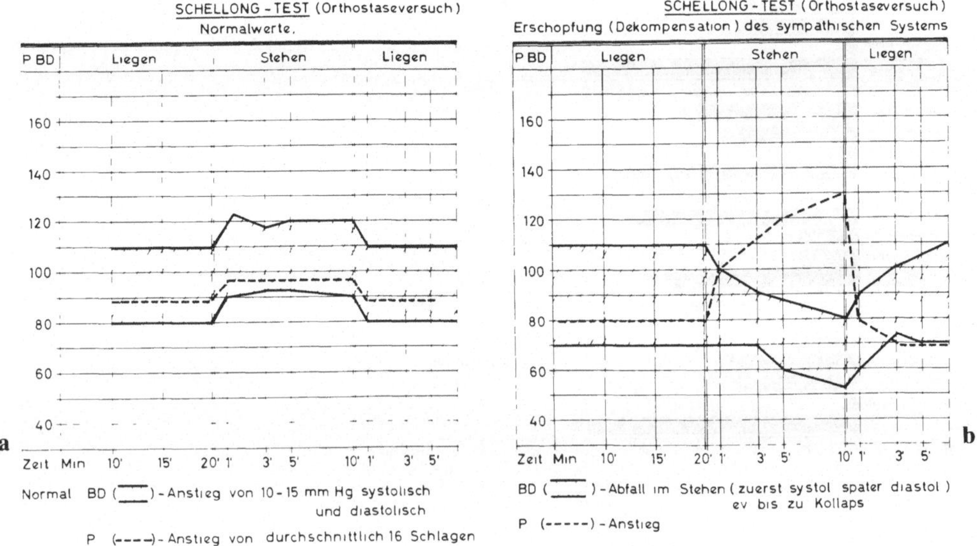

Abb. 5a, b. Schellong-Test (Orthostaseversuch) Normalwert und Dekompensation

versuch nach Schellong wiedergegeben, der sich nach der Therapie wieder normalisiert hat.

Wenn wir uns nunmehr der Abb. 6a zuwenden, so sehen wir, daß bei den Kollegen in der Praxis Angst und somatisierte Angst vorwiegend durch eine Kombination von Pharmakotherapie und Gesprächstherapie behandelt wird. Lediglich bei den Psychiatern überwiegt die alleinige Gesprächstherapie. In Abb. 6b wurden die Medikamentengruppen und Kombinationen zusammengestellt, welche am häufigsten in der Praxis verwendet wurden.

Bezüglich der Wahl der Psychopharmaka stehen die Benzodiazepine an erster Stelle. Ich möchte in diesem Zusammenhang auf einen klinischen „Versuch" hinweisen, welchen ich nach meinem Amtsantritt in Basel unternommen habe. Ich habe versucht, auf einer Abteilung ohne Benzodiazepine auszukommen. Dabei hat sich gezeigt, daß dies bei jenen Patienten möglich ist, welche vorher noch nie Benzodiazepine eingenommen haben. Patienten, welche aber wegen ähnlichen Zustandsbildern, deretwegen sie nun hospitalisiert worden waren, früher schon einmal mit Benzodiazepinen behandelt worden waren, verlangten nach diesen und gaben beim Vergleich an, daß keines der angebotenen Medikamente, sei es ein Antidepressivum, sei es ein Neuroleptikum oder auch ein β-Blocker, die gleiche rasche und vor allem angenehme Wirkung habe wie die Benzodiazepine. Es ist interessant, darauf hinzuweisen, daß ich trotz dieser Erfahrung seinerzeit in Doppelblindversuchen habe zeigen können, daß beispielsweise Pimozide oder Melperone ohne weiteres im Indikationsbereich der Benzodiazepine ähnliche Ergebnisse erbracht hatten wie die Benzodiazepine selbst.

Benzodiazepine stellen also eine wichtige Therapie von Angst und somatisierter Angst in der Praxis dar, und es ist daher in diesem Zusammenhang vor

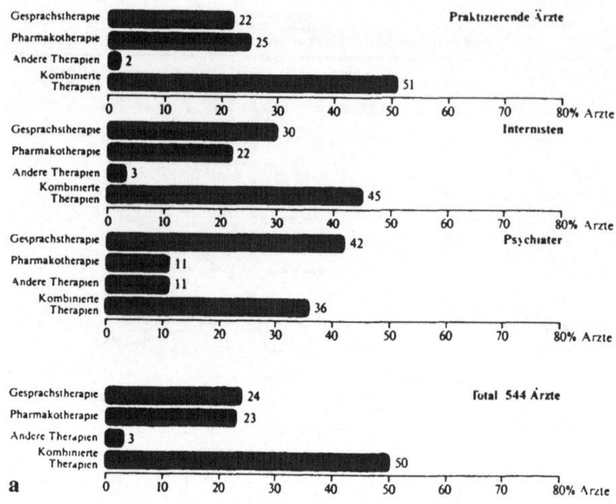

Antworten

	Praktizierende Ärzte	Internisten	Psychiater	Total 544 Ärzte
Tranquilizer (TR)	33%	37%	35%	34%
Antidepressiva (AD)	22%	14%	10%	19%
Neuroleptika (NL)	4%	2%	10%	4%
β-Blocker (BB)	2%	2%	2,5%	2%
Mehrfachmarkierungen davon Kombinationen				
TR + AD	16%	18%	7,5%	16%
TR + BB	3%	5%	10%	4%
AD + BB	6%	7%	5%	6%
NL + AD	4%	3%	10%	4%
NL + TR	4%	6%	10%	5,5%
Andere	6%	6%	—	5,5%

Abb. 6a, b. Beantwortung von Fragebögen durch praktische Ärzte, Internisten und Psychiater

allem wichtig, immer wieder darauf hinzuweisen, daß sich auch bei niedriger Dosierung eine Abhängigkeit entwickeln kann und daß Patienten von dieser Behandlung auszuschließen sind, welche in ihrer Lebensgeschichte schon gezeigt haben, daß sie zum süchtigen Fehlverhalten tendieren. Es ist aber auch für die ärztliche Fortbildung von größter Bedeutung, immer wieder darauf hinzuweisen, daß Benzodiazepine, auch wenn man sie nicht lange und nicht in sehr hoher Dosierung gegeben hat, prinzipiell immer sehr langsam auszuschleichen sind. Besonders bei höheren Dosen und längerem Gebrauch muß man versuchen, die Gesamtdosis in Form jener Tabletten zu geben, welche die geringste Gesamtdosis enthalten. Von dieser Tablette wird dann ein Viertel weggelassen und erst nach Tagen, evtl. 1 Woche, wird versucht, eine weitere Vierteltablette wegzulassen. Man muß den Patienten aber auch sagen, daß, wenn sie dieses Viertel unbedingt brauchen, es nehmen können und dann einfach nach einigen Tagen wieder versuchen müssen, dieses Viertel wegzulassen. Dies geht bei längerem Gebrauch und höheren Dosen dann einfacher, wenn man gleichzeitig Antidepressiva oder Neuroleptika oder aber auch β-Blocker verabreicht. Nach eigenen Erfahrungen ist es bei disziplinierten Patienten, die wirklich von den Medikamenten wegkommen wollen, auch möglich, bei höheren Dosen einen solchen Entzug ambulant durchzuführen, nur muß man dann von einer Dauer bis zu einem halben, im Extremfall bis zu 1 Jahr rechnen. Eine gute Compliance ist die Voraussetzung eines derartigen Entzugs. Vielfach ist es aber nötig, bei längerer Anwendung und höherer Dosierung eine klinische Entziehung durchzuführen.

Bezüglich der Benzodiazepine ist zu erwähnen, daß in jüngerer Zeit häufig darüber berichtet wird, daß sich Alprazolam im Rahmen der Angstbehandlung vor allem bei Panikattacken bewährt haben soll. Wir selbst haben in einer kontrollierten Studie nachweisen können, daß Alprazolam bei Angst ein wirksames Therapeutikum ist, und auch in wiederholten Einzelerfahrungen haben wir gesehen, daß Panikattacken bezüglich der Sofortbehandlung und Kurzzeitbehandlung gut auf Alprazolam ansprechen. Für die längere Behandlung derartiger Angstanfälle hat sich nach unseren Erfahrungen aber die Verabreichung von Antidepressiva bewährt, bei panischen Attacken vor allem diejenige von Clomipramin in Infusionsform.

Es ist in diesem Zusammenhang interessant, darauf hinzuweisen, daß Lopez Ibor sen. als einer der ersten darauf hingewiesen hat, daß sich vor allem Zwangsneurosen unter einer Infusionsbehandlung mit Clomipramin deutlich bessern. Die Domäne der Angstbehandlung durch Antidepressiva sind aber jene Angstzustände, welche im Bereich von Depressionen vorkommen, unter welchen ein dämpfendes Antidepressivum alleine nicht ausreicht, um die Angstsymptome vor allem initial zu beseitigen. Es ist aber wichtig, darauf hinzuweisen, daß, wenn man Benzodiazepine bei Depressionen verabreicht, man dies immer in Parallele zu Antidepressiva tun soll, wobei die Benzodiazepintherapie dann ausgeschlichen werden kann, wenn das Antidepressivum bereits so gut wirkt, daß auch die Angstzustände ohne Benzodiazepine nicht mehr auftreten.

Bezüglich des Einsatzes von Neuroleptika bei Angstzuständen sind hier vor allem die schizophrenen Erkrankungen zu nennen. Der Einsatz von Neuroleptika bei leichten Angstzuständen und psychovegetativen Störungen setzt aber voraus, daß man sich zunächst einmal fragt, wie das Verhältnis von der zu erwartenden Wirkung und dem zu erwartendem Risiko einzuschätzen ist. Dies gilt vor allem bezüglich der extrapyramidalen Störungen und hier wieder im besonderen Maße für die Möglichkeit des Auftretens von persistierenden Dyskynesien bei längerer Anwendung.

Bezüglich des Einsatzes von β-Blockern hat sich gezeigt, daß es nicht nur die lipophilen ZNS-gängigen β-Blocker sind, die zu einer Reduktion der Angst führen, sondern auch die nur peripher wirksamen. Es hat sich nämlich gezeigt, daß vor allem jene Angstzustände auf β-Blocker ansprechen, bei welchen vegetative und andere psychosomatische Symptome sehr ausgeprägt sind. Dazu können auch die Prüfungsangst und das Lampenfieber zählen. Bei Angstzuständen, welche kaum mit vegetativen Symptomen einhergehen, haben sich die β-Blocker nicht bewährt. Die Frage einer direkten zentralen Wirkung der β-Blocker steht derzeit immer noch zur Diskussion.

In bezug auf die eingangs erwähnte Praktikerstudie muß aber noch einmal darauf hingewiesen werden, daß sich bei Angstzuständen verschiedenster Genese eine kombinierte Pharmako- und Gesprächstherapie aufdrängt. Bei der Verabreichung von Benzodiazepinen ist es ja auch wichtig, mit den Patienten über das Prozedere, das Behandlungsziel und die Behandlungsdauer vorher genau zu sprechen. Dies ist vor allem deswegen wichtig, damit die Patienten auch motiviert sind, die Behandlung beizeiten wieder abzubrechen, und zwar in dem Sinne, wie ich sie ausschleichend beschrieben habe.

Zusammenfassend kann also gesagt werden, daß eine Pharmakotherapie auf verschiedene Art und Weise bei Angstzuständen möglich ist. Bei einfachen Angstzuständen, welche mit psychovegetativen Syndromen einhergehen, kann eine alleinige Benzodiazepintherapie die Methode der Wahl der Pharmakotherapie sein. Sie muß aber in einer Gesprächstherapie eingebettet sein. Wichtig ist es, Personen auszuschließen, welche gezeigt haben, daß sie zu einer süchtigen Fehlhaltung neigen. Über die Dauer der Behandlung muß nach Möglichkeit schon vorher gesprochen werden, da vor allem höhere Dosierungen und sehr lange dauernde Behandlungen sehr problematisch werden können. Vor allem aber haben sich Benzodiazepine auch bewährt als vorübergehende Zusatzbehandlung bei psychischen Erkrankungen, welche eine Pharmakotherapie benötigen und bei welchen initial eine vorübergehende Benzodiazepintherapie notwendig ist. Bei den sog. Panikattacken hat sich für die Anfallsbehandlung offenbar Alprazolam sehr gut bewährt, so wie sich für die längerdauernde Behandlung Clomipramin vor allem in Infusionsform als günstig erwiesen hat.

Diskussion

Böker: Können Sie etwas sagen über die Wirkung von β-Blockern bei der Angst schizophrener Patienten?

Pöldinger: In der Literatur werden keine überzeugenden Arbeiten über die Wirkung von β-Blockern bei der Behandlung von schizophrenen Patienten beschrieben.

Benkert: Wie sieht es aus mit einer gezielten Indikation? Welche Benzodiazepine sind für welche Indikation am besten geeignet?

Pöldinger: Man muß sich dies bei jedem Patienten neu überlegen. Es gibt keine allgemein verbindlichen Regeln. Bei bestimmten Patienten ist bei ängstlich-depressiv-suizidalen Syndromen Alprazolam am besten geeignet, bei anderen wiederum Diazepam wegen der längeren Halbwertszeit.

Laakmann: Kann die Angst auch mit Neuroleptika behandelt werden? Welche Erfahrungen haben Sie dabei?

Pöldinger: Wir setzen sie ein vor allem bei chronischen psychosomatisch gestörten Patienten oder bei psychovegetativen Störungen und bei neurotischen Störungen, die dekompensiert sind.

Laakmann: Wie sieht es dabei mit den Nebenwirkungen aus, vor allem die Störungen des extrapyramidal-motorischen Systems?

Pöldinger: Wir setzen vor allem Melleril und Leponex ein, die weniger Störungen des extrapyramidal-motorischen Systems hervorrufen. Imap verwenden wir weniger, da wir hierbei schon Frühdyskinesien beobachtet haben.

Philipp: Wie unterscheidet sich das depressiv-vegetative Syndrom vom „generalized anxiety syndrome"?

Pöldinger: Ich habe hierüber keine Erfahrungen.

Literatur

Binder H (1949) Ueber die Angst. Schweiz Med Wochenschr 79:705

Gastpar M, Hobi V, Pöldinger W, Goldsmith S, Maly V, Schmidlin PE (1980) A placebo-controlled comparative study of the combined effects of oxprenolol and clomipramin in depressed patients. Int Pharmacopsychiat 15:24–58

Kielholz P (1966) Angst – psychische und somatische Aspekte. Huber, Bern Stuttgart

Kielholz P, Beck D (1962) Vegetative Untersuchungen und Therapie der Erschöpfungsdepressionen. Praxis 51:962

Kielholz P, Pöldinger W (1967) Psychosomatische Aspekte der Depressionsforschung. Wien Med Wochenschr 117:1151–1155

Kielholz P, Pöldinger W, Adams C (1981) Die larvierte Depression. Ein didaktisches Konzept zur Diagnose und Therapie somatisierter Depressionen. Deutscher Ärzteverlag, Köln

Lader MH, Davies HC (1986) Drug treatment of neurotic disorders. Focus on alprazolam. Churchill Livingstone, Edinburgh

Lopez Ibor JJ, Lopez Ibor Alino JJ (1975) Die psychopharmakologische Behandlung von Zwangsneurosen. Arzneimittelforsch 24:119

Neftel K (1980) Betablocker als Anxiolytiker. Pharma-Kritik 2:14

Poldinger W (1971) Psychiatrische Aspekte der Angst. Das ärztliche Gespräch 15. Tropon, Köln

Pöldinger W (1976) Application of the neuroleptic pimozide (ORAP-R 6238) for tranquilizer indications in a controlled study. Internat Pharmacopsychiat 11:16–24

Pöldinger W (1977) Die Angst des modernen Menschen. Wien Med Wochenschr 127:645–652

Pöldinger W (1980) Ambulante Erfahrungen mit Melperone bei psychovegetativen Beschwerden unter kontrollierten Bedingungen. Therapiewoche 30:4862–4871

Pöldinger W (1981) Psychosomatosen und larvierte Depressionen. Aerztl Prax Psychother 6:4–13

Pöldinger W (1982) Neurasthenie. Paper presented on a National Seminar on Psychiatry in General Health Care in Cooperation with the World Health Organization. Proceed. ed. by Cooper J, Ishikawa H, Marks I, Pöldinger W. Published by the Psychiatric Institute Peking

Pöldinger W (ed) (1984a) Somatisierte Angst und Depressivität. Karger, Basel

Pöldinger W (1984b) Alternatives to treatment with minor tranquilizers in organic diseases. In: Pichot P (eds) Alternatives to treatment with minor tranquilizers. Huber, Bern

Pöldinger W (1984c) Erschöpfungsdepressionen. Hospitalis 54:638–642

Pöldinger W (1984d) Interrelationship of depression, neurosis and somatic illness. In: Ban TA (ed) Depression and somatic illness. Pharma Libri, Morristown NJ

Pöldinger W (1984e) Who wants to treat anxiety? Hexagon „Roche" 12, Nr 6, Suppl

Pöldinger W (1985a) Beta-Rezeptoren-Blocker in der Neurologie und Psychiatrie. Z Allg Med 61:7–12

Pöldinger W (1985b) Alprazolam vs. Oxazepam in der Behandlung ängstlich-neurotischer Patienten. Schweiz Rdsch Med 44:1199–1203

Pöldinger W (1987) Vegetatives Nervensystem, Angst und Depression. Vortrag an dem Colloquium anläßlich des 70. Geburtstages von Herrn Prof. Dr. G. Harrer am 24.1. 1987 in Salzburg

Pöldinger W, Gehring A (1968) Vegetative Untersuchungen im Rahmen der Depressionsdiagnostik. Monatsk Ärztl Fortbild 18:190–192

Pöldinger W, Plaser P (1967) Angst als geistesgeschichtliches Phänomen und naturwissenschaftliches Problem. In: Kielholz P (Hrsg) Angst, psychische und somatische Aspekte. Huber, Bern

Pöldinger W, Wider F (1985) Tranquilizer und Hypnotika. Fischer, Stuttgart

Pöldinger W, Wider F (1986) Therapie der Depressionen. Deutscher Ärzteverlag, Köln

Pöldinger W, Angst J, Cornu F, Gander V, Gyr H, Sutter W (1970) Die Wirkung der Infusionsbehandlung mit Clomipramin (Anafranil) unter besonderer Berücksichtigung therapieresistenter Depressionen. In: Die Infusionsbehandlung von depressiven Kranken. Moser, Graz

Rickels K (1986) Benzodiazepine in der Behandlung von Angst-Syndromen. In: Hippius H, Engel RR, Laakmann G (Hrsg) Benzodiazepine. Rückblick und Ausblick. Springer, Berlin Heidelberg New York Tokyo

Psychotherapie der Angst bei Angsterkrankungen

H. G. Zapotoczky

Einleitung

Der komplette Mechanismus, der zu einer Panikattacke führt, kann bisher nicht erklärt werden (Barlow et al. 1985; Margraf et al. 1986). Es werden verschiedene Ursachen erwogen: Hyperventilation und CO_2-Inhalation bei gesunden Personen (Rapee 1985; Clark 1986; van den Hout u. Griez 1984), vestibuläre Dysfunktion (Jacob et al. 1985) und kardiovaskuläre Symptome bzw. Mitralklappenprolaps (Pariser et al. 1979; Venkatesh et al. 1980; Taylor et al. 1983; Margraf et al. 1986; Strian 1987).

Allerdings wird hervorgehoben (Clark et al. 1985), diese verschiedenen, als Ursachen apostrophierten Agenzien haben keinen direkten Panik hervorrufenden Effekt, sondern lösen Panik nur dann aus, wenn die von ihnen produzierten Körpersensationen in besonderer Weise interpretiert werden. Es wird also eine Interaktion von psychologischen und physiologischen Faktoren postuliert, welche zur Entwicklung und Aufrechterhaltung von Panikstörungen führen kann — ein „feedback loop" (Beck et al. 1985; Margraf et al. 1986; Barlow 1985; Clark 1986).

Es muß auch nach den diagnostischen Kriterien einer Panikstörung gefragt werden: Die von Klein (1980, 1981) und Sheehan (1982) ursprünglich versuchte qualitative biologische Unterscheidung zwischen Panikattacken und anderen Typen von Angstmanifestationen — im besonderen hinsichtlich Medikamentenspezifität, Panikinduktion, familiärer Belastung, Spontaneität und Bedeutung von Trennungsängsten — wird inzwischen angezweifelt (Thyer et al. 1985; Margraf et al. 1986).

Ohne auf die im DSM-III-R-Entwurf erörterten Definitionsvorschläge und Einteilungsmöglichkeiten von Panik- und Angststörungen näher eingehen zu wollen, erscheint therapeutisch ein Faktor als wichtig: Während Panikattacken scheinbar ohne vorangehende Vorwarnung eintreten und auch keine situative Beziehung erkennen lassen, worauf sich eine enorm hohe Erwartungsangst bei Panikpatienten ergibt, lassen sich bei agoraphoben Patienten oder solchen mit sozialen Phobien zwar auch Panikattacken erheben, doch ist aufgrund der eher umschriebenen Auslösersituation ein enger begrenztes Vermeidungsverhalten ersichtlich, so daß die Erwartungsängste von diesen spezifischen Reizsituationen abhängig sind. Dasselbe gilt erst recht für simple Phobien, die ohne spontane Panikattacken ablaufen (Zitrin 1983). Man muß allerdings auch dieser Einteilung gegenüber die Einschränkung gelten lassen, daß Agoraphobie auch als eine Furcht vor Panik und weniger als eine solche vor spezifischen Situationen angesehen werden kann (Goldstein u. Chambless 1978; Hallam 1978; Klein 1981 u. a.).

Barlow et al. (1985) haben in ihrer Untersuchung festgestellt, daß Panik bei allen Angststörungen beobachtet werden kann, also auch bei einfachen Phobien, daß sich bei diesen jedoch klare Schlüsselreize für Panik aufzeigen lassen. Daß Panikattacken auch bei einer kleinen Anzahl von Zwangskranken und selbst bei Patienten mit „major depression" vorkommen können, wird von den Autoren besonders hervorgehoben. Damit wurde die Problematik um die Abgrenzung bzw. Kombination von depressiven Störungen und Angststörungen erneut aktualisiert.

Besondere Problemstellungen bei der Psychotherapie der Angst

Umgang mit Angst ist wohl ein altes menschliches Problem; völlige Angstfreiheit bei einem Menschen kann auch völlige Ungeschütztheit bedeuten. Die Lösung liegt wie meistens in der Mitte: Es gibt kulturspezifische, gesellschaftsabhängige konventionelle angstauslösende Situationen, die mit zunehmendem Alter in der menschlichen Interaktion angesiedelt werden (Jersild u. Holmes 1935), denen jedes Individuum auch entsprechende Bedeutung beimißt. Freud hebt den Einfluß von Trennungssituationen hervor: „Die Angst der Kinder ist ursprünglich nichts anderes als der Ausdruck dafür, daß sie die geliebte Person vermissen; sie kommen darum jedem Fremden mit Angst entgegen." Neben Verlustängsten spielen Annäherungsängste eine große Rolle, die sich je nach der zugrunde-liegenden Situation mit Sozial-, Sexual- oder Performanceängsten etikettieren lassen. Die Möglichkeit, daß die Schlüsselreize in Körpersensationen liegen, die von verschiedenen pharmakologischen und physiologischen Agenzien hervor-gerufen, falsch interpretiert und bedrohlich erlebt werden, wurde erst in letzter Zeit näher in Betracht gezogen (Übersicht bei Clark 1986). Auch spezifischen Denkabläufen werden Auslöserfunktionen für ängstliche Episoden oder Panik-zustände zugemessen (Beck et al. 1974; Hibbert 1984). Das Konstrukt der ten-denziösen Apperzeption (Adler 1912) hat in neueren Studien (Hibbert 1984; Ley 1985) insofern Unterstützung gefunden, als bei Panikpatienten die Wahr-nehmung einer Sequenz von Ereignissen, die von Körpersensationen ausgehen, signifikant häufiger erhoben worden ist als bei Nicht-Panikpatienten. Die Reak-tionen auf solche Schlüsselreize reichen vom Unbehagen bis zur Panik. Ob tat-sächlich eine Berechtigung dafür besteht, Krankheitsentitäten — etwa eine ei-gene Panikstörung — abzugrenzen oder ob nicht Persönlichkeitszüge und Beein-trächtigungen der Persönlichkeitsentwicklung für Verlauf und klinische Ausge-staltung der Angstsymptomatik eine Rolle spielen, ist bisher noch nicht geklärt. Ebensowenig gibt es klar abgegrenzte Indikationskriterien für die Zuordnung bestimmter therapeutischer Strategien zu unterschiedlich ausgestalteten Angst-problemen — abgesehen von groben Empfehlungen für bestimmte Verfahren wie Exposure in vivo bei agoraphoben Störungen.

Ein Hauptproblem der Therapie besteht darin, daß angstreduzierende thera-peutische Techniken entweder zu spät kommen oder aufgrund der seelischen Beeinträchtigung durch Angst, welche nicht nur Handlungsweisen, sondern auch Denkvorgänge umfaßt, nicht angewandt werden können. Diesen Nachteil der psychotherapeutischen Verfahren nützen therapeutische Empfehlungen mit Pharmaka, die innerhalb kurzer Zeit Linderung verschaffen können.

Allerdings hat die in den letzten Jahren erzielte Erweiterung der verhaltenstherapeutischen Palette durch Einbeziehung kognitiver Ansätze und durch die Entwicklung gestaffelter therapeutischer Schritte, die sowohl Einstellungsänderung als auch übende Verfahren berücksichtigen, einen wesentlich besseren therapeutischen Zugang zu Angststörungen geschaffen. Man kann heute Akutmaßnahmen von längerfristigen Therapiezielen der Angststörungen unterscheiden: Die ersten betreffen die kognitive Bewertung des Erlebten, dem Schlüsselreize in der Außenwelt wie im Körperbereich selbst zugrunde gelegt werden; Beobachtungs- und Umattribuierungsprozesse werden mit übenden Techniken wie Entspannung, Flooding etc. kombiniert und zunächst im angstfreien Zustand trainiert. Vermeidungsverhalten als Ausdruck des ängstlichen Vorausahnens, Vorausdenkens und furchtfördernde Erwartungshaltungen werden durch Exposure in vivo gemildert oder völlig zum Abklingen gebracht.

Längerfristige Therapieziele betreffen Konfliktlösungen im Partner- und familiären Bereich oder in der Berufswelt bzw. richten sich auf Änderungen im Lebensstil, der den Patienten aufgrund seines hohen Anspruchsniveaus, seines Perfektionismus etc. chronisch beeinträchtigt. Diese therapeutischen Anforderungen benötigen andere therapeutische Verfahren als die genannten, so Streßokulierung (Meichenbaum u. Cameron 1973) oder Methoden der Streßbewältigung nach Cooper (1981) bzw. partner- und familientherapeutische Behandlungsstrategien.

Bisher entwickelte psychotherapeutische Verfahren

Es sollen lediglich jene Entwicklungen berücksichtigt werden, die sich auf psychologische Methoden stützen, also Kombinationen mit medikamentöser Therapie außer acht lassen. Gerade wegen der situativen Spezifität verschiedener Angstzustände erweist es sich als sinnvoll, Verfahren, die sich mit der Behandlung von Panikstörungen befassen, von solchen zu trennen, die agoraphobe Zustände sowie gemischte phobische Störungen einbeziehen.

Die Therapie von Panikzuständen kann sich auf kognitiv-verhaltenstherapeutische Methoden und rein verhaltenstherapeutische Techniken stützen.

A. Kognitiv verhaltenstherapeutische Behandlungsmethoden gehen von folgender Grundüberlegung aus: Gewisse Körpersensationen, aber auch Denkprozesse, können in einer Weise interpretiert werden, die zu Katastrophen- und Panikstimmung führt. Die Körpersensationen können z. B. durch streßinduzierte Hyperventilation ausgelöst werden (Rapee 1985; Clark et al. 1985; Gitlin et al. 1985).

Dementsprechend wurde ein 5 Einzelschritte umfassendes Therapiekonzept entwickelt (Clark et al. 1985):

1. Eine kurze, willentlich gesetzte Hyperventilation führt zu einer milden Panikattacke.

2. Im Anschluß daran werden die Effekte von Hyperventilation und ihre Interpretation diskutiert, insbesondere die Bedeutung von Zuschreibungsprozessen (Fehlattribuierung) erörtert.
3. Daran schließt sich ein Atemtraining (langsames und kontrolliertes Atmen) an.
4. Ferner wird ein eher adäquates kognitives Reagieren auf verschiedene Körpersymptome geübt.
5. Und schließlich wird versucht, Trigger für Panikzustände im Leben des Patienten zu identifizieren (z. B. hoher Koffeingebrauch, bizarre Vorstellungen, Mißinterpretationen von Körpersensationen etc.) und zu modifizieren.

Die Ergebnisse zeigen, daß es nach einer Behandlungsdauer von 2 Wochen zu merklicher Reduktion in der Frequenz von Panikattacken und auch in einem Angst-Selbstrating während eines Verhaltenstests gekommen ist – und zwar bei einer ausgewählten Patientenpopulation, welche Ähnlichkeiten zwischen Panikattacken und Vorgängen bei Hyperventilation feststellen konnte. Ein Follow up nach 6 Monaten und nach 2 Jahren ergab eine weitere Reduktion der Frequenz von Panikattacken bei dieser Behandlungsmethode. Mit einer ähnlichen Vorgehensweise (einschließlich Exposure in vivo) haben Gitlin et al. (1985) gleichfalls gute Erfolge erzielt.

Salkovskis et al. veröffentlichten 1986 eine weitere Therapiestudie, diesmal über eine unausgewählte Gruppe von Panikpatienten, bei denen sich gleichfalls eine merkliche Reduktion von Panikattacken nach Therapieabschluß feststellen ließ, allerdings wiesen diejenigen Patienten eine Tendenz zu einem besseren Behandlungsergebnis auf, die eine Ähnlichkeit zwischen Panikattacken und Folgen nach Hyperventilation herstellen konnten.

Beide Studien berücksichtigen keine Kontrollgruppe (Warteliste) und führten keinen Vergleich mit anderen Therapiemethoden durch, so daß auch die Auswirkungen nichtspezifischer Therapiebedingungen unbeachtet blieben.

B. Rein verhaltenstherapeutisch ausgerichtete Behandlungsversuche beziehen sich auf die Effekte von Inhalationen mit einem Gemisch von 35% CO_2 und 65% O_2. Als Arbeitshypothese wird diesem Verfahren die Überlegung zugrunde gelegt, in Panikstörungen manifestiere sich eine Furcht vor enterozeptiven Sensationen, die durch Exposure in vivo, und zwar gegenüber den autonomen Symptomen, behandelt werden kann (Griez u. van den Hout 1986). Das Behandlungsverfahren selbst sieht eine stufenweise Anwendung, beginnend mit kurzen Inhalationen vor, denen später, wenn die Angst gewichen ist, u. U. mehrere tiefe Inhalationen folgen.

Die Evaluation dieser Methode erfolgte in einem Cross-over-Design, das einen Wechsel von CO_2-Inhalationen auf Propranolol nach 2 Wochen vorsah. Während Propranolol wirkungslos blieb, führte die CO_2-Inhalationstherapie nach 14 Tagen zu einer signifikanten Reduktion der Panikattacken und der Angst vor autonomen Reaktionen. Clark gab der Vermutung Ausdruck, daß die Therapieresultate von den Autoren eher unterschätzt und die Behandlungsdauer mit 2 Wochen als zu kurz bemessen worden seien (Clark 1986). Auch in dieser Studie kamen kein Therapievergleich, auch keine Kontrollgruppe zur Anwendung.

Über einen Patienten mit Panikstörungen, der lediglich mit Atemkontrolle erfolgreich behandelt wurde, berichtet Rapee (1985); sowohl Frequenz als auch Intensität wurden reduziert. Der Autor bezieht sich bei seinem Vorgehen auf Campernolle et al. (1979) sowie auf Lum (1981), welche der Hyperventilation beim Beginn oder/und bei Beibehaltung von Panikattacken eine Rolle beimessen.

Mit diesen wenigen Beispielen ist die Ansicht von Zitrin (1983) widerlegt, daß Trizyklika und MAO-Hemmer zur Unterdrückung der spontanen Panikattacken führen und erst dann psychotherapeutische Interventionen zur Überwindung der Phobie herangezogen werden können.

Bei agoraphoben Störungen mit Panikattacken werden andere therapeutische Verfahren vorgeschlagen: Die graduelle Exposure in vivo wird heute als wirkungsvollste Behandlungsmethode für agoraphobes Vermeidungsverhalten und Situationsängste betrachtet (Mathews et al. 1976; Mathews et al. 1981). Mit dieser Technik gelinge es auch, Panikzustände zum Abklingen zu bringen (Emmelkamp 1982; Marks et al. 1983; Michelson et al. 1985; Mavissakalian et al. 1986).

Bei jenen Patienten, die weniger eine somatische Ängstlichkeit, als vielmehr eine kognitive aufweisen — die Unterteilung nehmen Norton u. Johnson (1983) vor —, werden Therapieverfahren ventiliert, welche wie Agni-, Joga- (Norton u. Johnson 1983) oder paradoxe Intention (Michelson u. Ascher 1984) auch kognitive Konsequenzen aufweisen. Auch ein Selbstmanagement — Selbstinitiative im Hinblick auf eine Kombination von Desensibilisierung in der Vorstellung und in vivo — wird vorgeschlagen (James et al. 1983).

Patienten mit kardiophobischen Störungen, die wir in Wien untersucht und behandelt haben (Nutzinger et al. 1982), entsprechen in ihrer Entwicklung eher den agoraphoben Beeinträchtigungen. Allerdings lassen sich auch bei diesen Kranken Mißattributionsprozesse erheben in der Weise, daß enterozeptive Reize fälschlicherweise dem Herzen bzw. einer Herzkrankheit zugeschrieben werden. Die Behandlung dieser Patienten entspricht im Grunde derjenigen von Agoraphoben mit einigen Zusätzen; in der Regel führt Exposure in vivo zu einem Abbau des Vermeidungsverhaltens und generalisiert auch auf das allgemeine Angstniveau. Zusätzlich werden je nach Bedarf Entspannungsübungen, physikalische Behandlungsmethoden im Hinblick auf die verspannte Wirbelsäulenmuskulatur wie Massage, Schwimmen und, wenn indiziert, partnertherapeutische Übungen angewandt.

Bei so gut wie allen Patienten finden sich depressive Beeinträchtigungen, und zwar am ehesten im Sinne des vollständigen oder unvollständigen Achsensyndroms nach Berner (1977) bzw. von dysthymischen Störungen nach dem DSM III, wobei die Betonung auf dem chronischen oder chronisch-rezidivierenden Verlauf liegt und die Erstmanifestation der depressiven Symptomatik knapp vor oder nach der ersten Panikattacke oder überhaupt erst im Intervall erhebbar ist. Deswegen werden bei Patienten mit dieser depressiven Symptomatik Antidepressiva verabreicht.

Neben Exposure in vivo steht als kognitive Therapie eine Umattribuierung in der Weise im Vordergrund des Behandlungsprogramms, daß der Patient (meist von bereits geheilten Mitpatienten oder von Mitgliedern des Krankenpflegepersonals, denen wesentlich mehr Glaubwürdigkeit beigemessen wird als Ärzten) angeleitet wird, seine Beschwerden nicht gleich auf das Herz zurückzuführen, sondern auf andere objektiv veränderte organische Strukturen, zu denen auch die Wirbelsäulenveränderungen gehören (Oberhummer et al. 1979).

Damit ist ein kurzfristig gestecktes Therapieziel erreicht (Pfersmann u. Zapotoczky 1987). Längerfristige Therapieziele bestehen in der Änderung des Lebensstils, der bei Herzphobikern in der Regel auf zu großen Selbstanforderungen und zu hochgesteckten Leistungsansprüchen besteht (Nutzinger et al. 1982). Durch die Änderung des Lebensstils kann man eine auf Dauer anhaltende Verminderung der Over-Arousal erwarten, auf die sowohl die psychisch-depressiven Beeinträchtigungen (Erschöpfungsdepression) als auch die körperlichen Symptome (Tachykardie, Muskelverspannung) zurückgeführt werden können. Durch die Gabe von Antidepressiva wird auch die Abschwächung von Over-Arousal-Reaktionen beschleunigt; die Medikamentengabe kann vermindert oder ausgeschlichen werden, wenn eine bessere Adaptation erreicht ist (Zapotoczky 1986).

Von den 36 behandelten Patienten wurden 29 nach einer Follow-up-Periode von 2,5 Jahren nachuntersucht. In diesem Zeitraum waren 48,3% der untersuchten und behandelten Herzphobiker ohne kardiophobe Panikattacken; 82,8% der untersuchten Population boten bei der Erstuntersuchung zusätzlich zur phobischen Symptomatik eine depressive Störung, die sich prognostisch als ungünstig erwies, besonders wenn sie als sekundäre Depression nach den phobischen Symptomen zum erstenmal aufgetreten ist. Alle Patienten mit einer derartigen sekundären Depression befinden sich in der Gruppe mit ungünstigem Therapieerfolg (Nutzinger u. Zapotoczky 1985).

Die Bedeutung der Mißattribution bzw. die therapeutische Signifikanz einer Umattribuierung werden z. Z. in einer eigenen Studie abgeklärt.

Von der Theorie her stützen wir unsere therapeutsichen Überlegungen eher auf Vorgänge der Überaktivierung, die angst- oder streßbedingt oder im Rahmen einer Depression auftreten können und dann falschen Ursachen zugeschrieben werden.

Zusammenfassung

Wenn auch die Diskussionen über mögliche Beziehungen von Angst und Panik zu depressiven Störungen und somit über eine eventuelle nosologische Eigenständigkeit von Panikstörungen noch nicht abgeschlossen und noch weitere klärende Untersuchungen über diese Fragen zu erwarten sind, sind doch therapeutische Beeinflussungsmöglichkeiten dieser quälenden Beeinträchtigungen entwickelt worden.

Bei jenen Angststörungen, die agoraphoben Charakter haben, also durch ein eher situationsgebundenes Vermeidungsverhalten gekenntzeichnet sind, haben sich verhaltenstherapeutische Techniken wie Exposure in vivo bewährt. Panikstörungen werden heute auf verschiedene Ursachen zurückgeführt und als Ergebnis eines Zusammenwirkens von physischen und psychischen Faktoren betrachtet; von Verhaltenstherapeuten wurde eine Behandlungsstrategie geschaffen, die kognitive Methoden und übende Verfahren kombiniert und den Ergebnissen entsprechend verheißungsvoll erscheint.

Derartige kognitive Ansätze haben im abendländischen Denken offenbar Tradition; schon Seneca hat darauf hingewiesen: „Was immer aus Ungewissem kommt, wird der Vermutung und der Willkür eines verzagten Gemüts preisgegeben. Keine Ängste sind daher so verderblich, so unwiderruflich wie die panischen Ängste..." (Briefe an Lucilius über Ethik, 13. Brief, 9). Dieser Diktion Senecas zufolge besteht die Therapie der Panik letzten Endes darin, sie der Willkür eines verzagten Gemüts zu entreißen und der ordnenden Kognition eines geschulten Geistes zu unterwerfen.

Diskussion

Margraf: Würden Sie mir zustimmen, daß sich im Lichte der neueren Literatur zwei Wirkprinzipien am wichtigsten erwiesen haben, nämlich die Vermittlung von Information über das Krankheitsgeschehen sowie die Konfrontation mit dem angstauslösenden Stimulus?

Zapotoczky: Therapien im kognitiven Bereich führen im wesentlichen doch zu einem Paradigmenwechsel auf der Seite des Patienten, nämlich hin zu einem Paradigma, mit dem er mehr anfangen kann. Ob das dann auch stimmt, ist ja sekundär. Man darf die übenden Verfahren sicher nicht aus den Augen verlieren. Rein kognitive Verfahren bewirken Änderungen im Kognitiven und in der Bewertung der Störung, aber noch lange keine Verhaltensänderungen.

Benkert: Ich bin mir bewußt, daß es einen mehrdimensionalen Ansatz bei der Behandlung der Panikattacken gibt. Ich gebe aber trotzdem aus praktischen Gründen in der ersten Zeit meinen Patienten mit Panikattacken Antidepressiva, gelegentlich auch über einen großen Zeitraum. Würden Sie das schon als Kunstfehler bezeichnen?

Zapotoczky: Ich will Ihnen Ihr Medikament ja nicht wegnehmen! Das Problem, das Sie anschneiden, ist wichtig: Leider ist es nämlich so, daß die Psychotherapie immer zu spät kommt. Natürlich ist das aus praktischen Gründen oft unvermeidlich, aber auf lange Sicht hin spielen die im Vortrag erwähnten Momente eine große Rolle.

Margraf: Aufgrund der jetzigen Literaturlage muß man sagen, daß es zur Zeit zwei ganz unterschiedliche Behandlungsarten für Panikattacken gibt, nämlich die medikamentöse Behandlung und die Reizkonfrontation. Langfristig schneidet die Verhaltenstherapie dabei gut ab, weil in der Regel eine weitere Zunahme der Therapieerfolge zu beobachten ist. Bei medikamentöser Behandlung gibt es nur sehr wenige veröffentlichte Langzeiterfolge, kasuistisch werden eher Absetzeffekte diskutiert.

Zapotoczky: In meinem Vortrag habe ich mich auf die Methode von Clark et al. bezogen, die gezeigt haben, daß ihre psychotherapeutische Behandlung von Panikattacken erfolgreich ist. Ob das in der Praxis immer so geht, ist schon eine ganz andere Frage. Ich glaube, es macht wenig Sinn, hier ein „entweder-oder" zu diskutieren, wo ein „sowohl-als-auch" angezeigt wäre.

Katschnig: Es ist doch notwendig, hier auch individuelle Reagibilitäten der einzelnen Patienten im Auge zu haben: Das Ansprechen auf unterschiedliche Therapiearten ist ja von Patient zu Patient unterschiedlich, und wir müssen empirisch versuchen zu erforschen, wem was hilft.

Laakmann: Ich halte es für höchst wichtig, sich um die überdauernden Effekte nach medikamentösen Behandlungen zu kümmern. In einer Studie zum Vergleich von zwei Medikamenten mit Plazebo fanden wir während der Therapie klare Unterschiede beider Behandlungen zur Plazebobedingung, aber 4 Wochen nach Absetzen keinen Unterschied mehr. Es wird viel zu selten therapieüberdauernd gemessen.

Zapotoczky: Lassen Sie mich zum Abschluß noch eine Präzisierung vornehmen. Bei der Entstehung einer Panikattacke können eine ganze Reihe von Mechanismen eine Rolle spielen, und hier ist ein weites Feld für ätiologische Ansätze biologischer, genetischer und psychosozialer Art. Bei der Aufrechterhaltung einer solchen Störung spielen psychosoziale Mechanismen aber stets eine große Rolle.

Literatur

Adler A (1912) Über den nervösen Charakter. J. F. Bergmann, München

Barlow DH, Vermilyea J, Blanchard EB, Vermilyea BB, di Nardo PA, Cerny JA (1985) The phenomenon of panic. J Abnorm Psychol 94:320–328

Beck AT, Laude R, Bohnert M (1974) Ideational components of anxiety neurosis. Arch Gen Psychiatry 31:319–325

Beck AT, Emery GD, Greenberg RL (1985) Anxiety disorders and phobias. Basic Books, New York

Berner P (1977) Psychiatrische Symptomatik. Huber, Bern

Campernolle T, Hoogdin K, Joele L (1979) Diagnosis and treatment of the hyperventilation syndrome. Psychosomatics 20:612–625

Clark DM (1986) A cognitive approach to panic. Behav Res Ther 24:461–470

Clark DM, Salkovskis PM, Chalkley AJ (1985) Respiratory control as a treatment for panic attacs. J Behav Ther Exp Psychiatry 16:23–30

Cooper Cl (1981) Streßbewältigung: Person, Familie, Beruf. Urban & Schwarzenberg, München

Emmelkamp PMG (1982) Phobic and obsessive-compulsive disorders: Theory, research and practice. New York, Plenum Press

Freud S (1968) Drei Behandlungen zur Sexualtheorie. S. Fischer, Frankfurt/M.

Gitlin B, Martin J, Shear U, Frances A, Ball G, Josephson S (1985) Behavior therapy for panic disorder. J Nerv Ment Dis 173:742–743

Goldstein AJ, Chambless DL (1978) A re-analysis of agoraphobia. Behav Ther 9:47–59

Griez E, Hout MA van den (1986) CO_2 inhalation in the treatment of panic attack. Behav Res Ther 24:145–150

Hallam RS (1978) Agoraphobia: A critical review of the concept. Br J Psychiatry 133:314–319

Hibbert GA (1984) Ideational components of anxiety: Their origin and content. Br Med J 144:618–624

Hout MA van den, Griez E (1984) Panic symptoms after inhalation of carbon dioxide. Br J Psychiatry 144:503–507

Jacob RG, Moller MB, Turner SM, Wall C (1985) Otoneurological examination in panic disorder and agoraphobia with panic attacks: A pilot study. Am J Psychiatry 142:715–720

James JE, Hampton BAM, Larsen SA (1983) The relative efficacy of imaginal and in vivo desensitization in the treatment of agoraphobia. J Behav Ther Exp Psychiatry 14:203–207

Jersild AT, Holmes FB (1935) Children's fears. New York

Klein DF (1980) Anxiety reconceptualized. Compr Psychiatry 21:411–427

Klein DF (1981) Anxiety reconceptualized. In: Klein DF, Rabkin J (eds) Anxiety: New research and changing concepts. Raven Press, New York

Ley R (1985) Agoraphobia, the panic attack, and the hyperventilation syndrome. Behav Res Ther 23:78–81

Lum LC (1981) Hyperventilation and anxiety state. JR Soc Med 74:1–4

Margraf J, Ehrlers A, Roth WT (1986) Biological models of panic disorder and agoraphobia – a review. Behav Res Ther 24:553–567

Marks JM, Grey S, Cohen SD, Hill R, Manson D, Ramm EM, Stern RS (1983) Imipramine and brief therapist-aided exposure in agoraphobic having self expressure homework: A controlled trial. Arch Gen Psychiatry 40:153–162

Mathews AM, Johnston TW, Lancashire M, Munby M, Shaw PM, Gelder MG (1976) Imaginal flooding and exposure to real phobic situations: Treatment outcome with agoraphobic patients. Br J Psychiatry 129:362–371

Mathews AM, Gelder MG, Johnston DW (1981) Agoraphobia: Nature and treatment. Guilford Press, New York

Mavissakalian M, Michelson L (1986) Agoraphobia: Relative and combined affectiveness of therapist-assisted in vivo exposure and imipramine. J Clin Psychol. In Press (1986)

Meichenbaum D, Cameron R (1973) Stress inoculation: A skills training approach to anxiety management. Unpublished manuscript. University of Waterloo 1973

Michelson L, Ascher LM (1984) Paradoxical intention in the treatment of agoraphobia and other anxiety disorders. J Behav Ther Exp Psychiatry 15:215–220

Michelson L, Marchione K, Mavissakalian M (1985) Cognitive and behavioural treatments of agoraphobia: Clinical, behavioural and psychophysiological outcome. J Consult Clin Psychol 53:913–926

Norton GR, Johnson WE (1983) A comparison of two relaxation procedures for reducing cognitive and somatic anxiety. J Behav Ther Exp Psychiatry 14:209–214

Nutzinger DO, Zapotoczky HG (1985) The influence of depression on the outcome of cardiac phobia (panic disorder). Psychopathology 18:155–162

Nutzinger DO, Gatterer G, Grünberger J, Oberhummer J, Zapotoczky HG (1982) Herzphobie – Eine phobische Neurose? Sozialmedizinische, somatische und verhaltenstherapeutische Aspekte. Fortschr Neurol Psychiatr 50:190–200

Oberhummer J, Grünberger J, Tilscher H, Zapotoczky HG (1979) Somatisch bedingte Beschwerden beim Herzangst-Syndrom. Fortschr Med 97:709–713

Pariser SF, Jones BA, Pinta BR (1979) Panic attacks: Diagnostic evaluations in 17 patients. Am J Psychiatry 136:105–106

Pfersmann D, Zapotoczky HG (1987) Behandlungsstrategien bei Herzphobikern an einer verhaltenstherapeutischen Station. In: Nutzinger DO, Pfersmann D, Welan T, Zapotoczky HG (Hrsg) Herzphobie, Klassifikation, Diagnostik und Therapie. Enke, Stuttgart

Rapee MR (1985) A case of panic disorder treated with breathing retraining. J Behav Ther Exp Psychiatry 16:63–65

Salkovskis PM, Jones DRO, Clark DM (1986) Respiratory control in the treatment of panic attacks: Replication and extension with concurrent measurement of behaviour and pCO₂. Br J Psychiatry 148:526–532

Seneca LA (1984) Epistulae morales ad Lucilium Liber II. Philipp Reclam jun., Stuttgart

Sheehan DV (1982) Current views on the treatment of panic and phobic disorders. Drug Ther 12:179–193

Strian F (1987) Psychiatrische Aspekte des Mitralklappenprolaps-Syndroms: In: Nutzinger DO, Pfersmann D, Welan T, Zapotoczky HG (Hrsg) Herzphobie. Enke, Stuttgart, S 66–74

Taylor CB, Telch MJ, Havvik D (1983) Ambulatory heart rate changes during panic attacks. J Psychiatr Res 17:261–266

Thyer BA, Tomlin P, Curtis GC, Cameron OG, Nesse R (1985) Diagnostic and gender differences in the expressed fears of anxious patients. J Behav Ther Exp Psychiatry 16:111–115

Venkatesh A, Pauls DL, Crowe R, Noyes R, Valkenburg C van, Martins JB, Kerber RE (1980) Mitral valve prolapse in anxiety neurosis (panic disorder) Am Heart J 100:302–305

Zapotoczky HG (1986) Multidimensionale Aspekte in der Therapie der Angst. Wien Klin Wochenschr 98:663–667

Zitrin CM (1983) Differential treatment of phobias use of imipramine for panic attacks. J Behav Ther Exp Psychiatry 14:11–18

Therapie der Angstsymptomatik
bei körperlichen Erkrankungen aus internistischer Sicht

H. Lydtin

Körperliche Erkrankung und psychogene Angst können somatisch ähnlich erfahren werden; dies belegt die Selbstwahrnehmung organisch Herzkranker im Vergleich zu der von Angstneurotikern (Miles et al. 1951) (Tabelle 1). Nicht nur bei den psychiatrischen Angstsyndromen, sondern auch bei körperlichen Krankheiten verliert die sich steigernde Angst ihre zunächst sinnvolle Rolle als adaptive Reaktion mit Überlebenswert und gewinnt eigenständige Krankheitsbedeutung. Dann rechtfertigt sie auch das therapeutische Einschreiten, dessen Wirksamkeit sich an Lebensdauer und/oder Lebensqualität des Patienten, nicht an Herzfrequenz oder Tremoramplitude von Kollektiven mißt.

Tabelle 1. Überlappung der Beschwerden. (Nach Miles et al. 1951)

	Angst-neurose	Herz-kranke
● Nervosität	99%	88%
● Herzklopfen	90%	97%
● Muskelzittern	70%	54%
● Schwitzen	62%	45%
● Atemnot	75%	90%
● Schwäche	65%	56%
● Furcht	80%	61%
● Schlafstörungen	48%	53%

Körperliche Angstsymptome

Angst (Tabelle 2) wird bei körperlichen Krankheiten ebenso wie bei den zentral ausgelösten Angstsyndromen überwiegend durch das vegetative Nervensystem an die peripheren Erfolgsorgane vermittelt (Abb. 1). Dabei führen Symptome der Sympathikuserregung (Tachykardie, Tachypnoe, Schwitzen usw.), vor denen eines erhöhten Vagusantriebs (Pollakisurie, Diarrhoe, Piloerektion); zu den peripheren Angstmanifestationen gehört auch der Anstieg der Skelettmuskelaktivität (Fridlund et al. 1986) mit Tremorzunahme, Globus- und Spannungsgefühl im Brustraum bis hin zur Erschöpfung infolge des anhaltend erhöhten

Tabelle 2. Angstsymptomatik

- Palpitationen
- Zittern, Muskelanspannung
- Schwitzen
- Hitzegefühl
- Globusgefühl, Atemnot
- Pollakisurie, Diarrhö
- Taubheitsgefühl
- Trockener Mund, Blässe

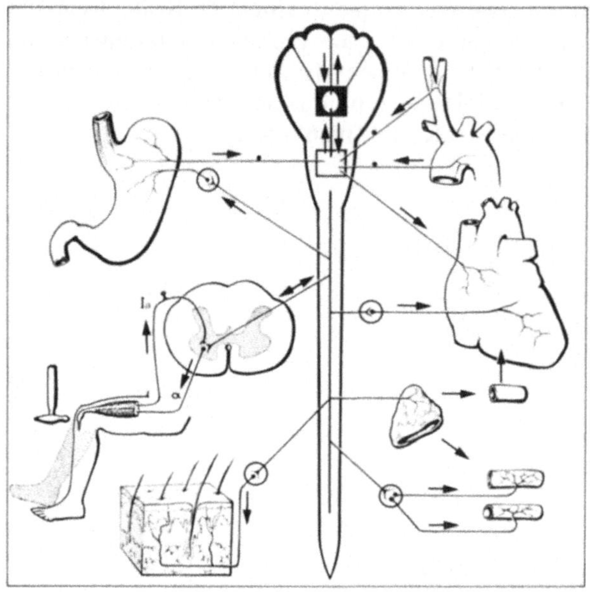

Abb. 1. Schema der autonomen Afferenz und Efferenz sowie der Rolle spinalmotorischer und spinalvegetativer Reflexbögen bei der Genese körperlicher Angstsymptome

Muskeltonus. Treffende historische Beschreibungen der peripheren, adrenerg vermittelten Angstmanifestation stammen von Kardiologen und Internisten (Effort-Syndrom, Soldier's heart, DaCosta-Syndrom; Wood 1941).

Ein starkes Argument für die periphere Auslösung und/oder Verstärkung von Angst und für die dabei führende Rolle der adrenergen Aktivität liefert der Befund, daß sich bei einem Teil gesunder Menschen durch Isoprenalin (ähnlich wie durch Adrenalin), das nicht in das Zentralnervensystem eindringt, eine ebenso somatisch ausgewiesene wie emotional erlebte Angstreaktion hervorrufen läßt. Wir stoßen hier auf die seit James (1910), Lange (1922) und Cannon (1927) offene Frage, ob und inwieweit primär zentralnervöse oder periphere Faktoren bei der Entwicklung von Angst führen. Sie ist trotz unzähliger Untersuchungen und der Einführung der in erster Linie peripher wirksamen β-Rezeptorenblocker in Therapie und experimentelle Forschung auch heute noch nicht endgültig entschieden. Wahrscheinlich bestimmen konstitutionelle Faktoren weitgehend, ob der einzelne Mensch entweder mehr zu einer primär zentralen oder einer primär peripheren Entstehung und Verstärkung des Angsterlebnisses neigt. Dies gilt dann auch für die Angstreaktion bei einem Teil der akuten und bei den chronischen körperlichen Erkrankungen (s. unten).

Pathogenese der Angst bei körperlichen Erkrankungen

Angst kann bei körperlichen Erkrankungen entweder direkte Folge des Krankheitsprozesses sein, oder unser Vorwissen über Schmerz und Bedrohung stößt den psychophysischen Verstärkungskreis zwischen Emotion und somatisierter Angstreaktion an. Zur ersten Gruppe gehören z.B. der Phäochromozytomanfall, die schwere Hyperthyreose, die Hypoglykämie, die Nebenwirkungen direkter wie indirekter Sympathikomimetika (auch z.B. von Koffein), die Symptomatik eines Karzinoidsyndroms und der Sympathikussturm des Alkoholentzugs (Tabelle 3). Ein Beispiel für die zweite Gruppe ist eine fortgeschrittene Karzinomerkrankung. Dazwischen liegt die Angstsymptomatik z.B. eines akuten Myokardinfarkts oder einer schweren Angina pectoris, die sich besonders bei einem „aufgeklärten, modernen Patienten" aufschaukeln kann. Angst kann hier in zwei Richtungen ungünstig wirken:

1) Es ist sicher nicht nur meine persönliche Erfahrung, daß Angehörige medizinischer Berufe − vor allem Ärzte − bei der ersten Angina pectoris länger als Laien zögern, eine Klinik aufzusuchen und so für die Therapie wertvolle Zeit versäumen.
2) Die Sympathikuserregung kann bei Myokardischämie direkt vom Herzen, durch viszerale Reflexe, sowie zentral − durch Perzeption von Schmerz und durch das Vorwissen um die Bedrohung − ausgelöst werden.

Die sich aufschaukelnde Sympathikusaktivität ist ein wesentlicher pathogenetischer Faktor für den Ausgang der Myokardischämie, erhöht doch die Sympathikuserregung den Sauerstoffverbrauch des Herzens bei einer durch mangelndes Angebot gestörten Sauerstoffbilanz und kann Arrhythmien auslösen (Abb. 2).

Ein spontanes Verstehen dieser Zusammenhänge war sicher mitbestimmend für die Entwicklung des ersten β-Rezeptorenblockers durch J.W. Black. Betrof-

Tabelle 3. Krankheit und Angst

Phäochromozytomanfall	Herzinfarkt	Karzinom
Hyperthyreose	Angina pectoris	„Unheilbare Krankheit"
Hypoglykämie	Arrhythmie	
Adrenerge Medikamente	Asthma u.a.	
Cushing-Syndrom		
Hyperparathyreoidismus		
Hyperprolaktinämie u.a.		

Somatische Auslöser	⇆	Vorwissen

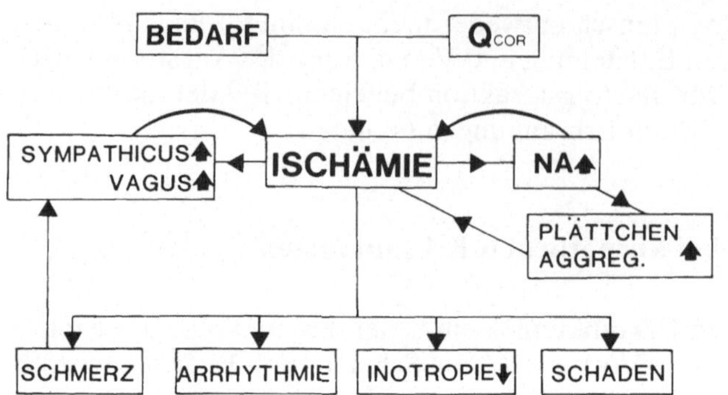

Abb. 2. Schema der Ischämieentstehung im Herzen durch Störung der Balance zwischen Sauerstoffbedarf und -angebot *(Qcor)* mit ihren Folgen (*NA* Noradrenalinfreisetzung im Herzen)

fen durch das Miterleben eines Herzinfarkts, der sich aufschaukelnden Schmerz- und Angstsymptomatik, hatte er die Vorstellung entwickelt, daß man die für die Koronarinsuffizienz im Infarktfrühstadium deletäre Sympathikusaktivität medikamentös behandeln müsse, und hatte folgerichtig Mitte der 50er Jahre die Suche nach einem kardialen Sympathikusantagonisten, d. h. letztlich nach den β-Rezeptorenblockern begonnen.

Die Literatur (u. a. Kelly 1980; Lader 1985) über die Beeinflussung von peripheren adrenerg vermittelten Angstsymptomen durch β-Rezeptorenblocker ist kaum noch überschaubar. Sie ist voll von Kontroversen, stammend aus methodischer Unzulänglichkeit der Studien (u. a. in Definition und Erfassung von Angst, Beurteilung von Befindlichkeit und Leistung), aber auch aus echten Schwierigkeiten der Materie, nicht zuletzt der komplexen Pharmakodynamik und Pharmakokinetik der β-Rezeptorenblocker (Lydtin u. Lohmöller 1977). Unabhängig von diesen Kontroversen besteht jedoch Übereinstimmung darin, daß β-Rezeptorenblocker die Ausbildung somatischer, adrenerg vermittelter Angstsymptome hemmen.

β-Rezeptorenblocker bei übersteigerter Angst von Gesunden

Parallel zu dem Einsatz beim körperlich kranken Menschen (vor allem bei koronarer Herzkrankheit und bei Hochdruck) wurden zahlreiche Untersuchungen mit β-Rezeptorenblockern durchgeführt bei verschiedenen Tätigkeiten, die mit Angst (auch Erwartungsangst) und „Streß" verbunden sind: vom Fahren auf einer Autobahn, Skispringen, über Kegeln, Arbeiten in einer „Streßbox" (Schierl et al. 1976), öffentlichen Auftritten von Rednern und Musikern (James u. Savage 1984) bis zum „Schießen mit einem Militärgewehr" (Grinschgl 1983). Einheitlich wird der adrenerg vermittelte Anstieg der Herzfrequenz und des systolischen Blutdrucks vermindert, z. T. auch die Amplitude des Muskeltremors, also die somatischen Angstäquivalente. Abb. 3 belegt die kontroverse Diskussion der zentralen Wirkungen der emotionalen Äquivalente der Angst. Dies gilt in gleicher Weise für die periphere Therapie von Angstsymptomen bei körperlichen Akuterkrankungen, wo der Beweis für die Beeinflussung der Angst-

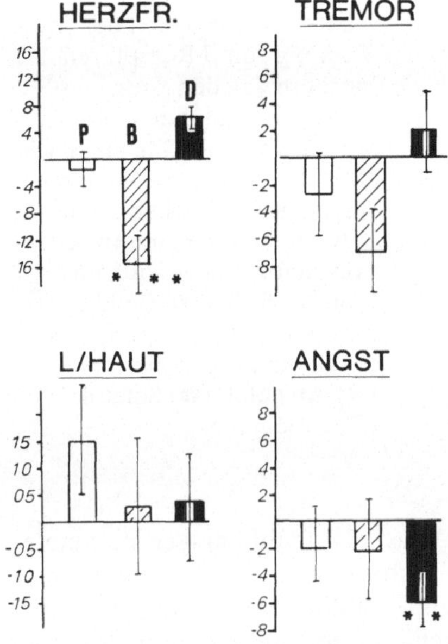

Abb. 3. Unterschiedliche Wirkungen von Propranolol *(B)* und Diazepam *(D)* im Vergleich zu Plazebo *(P)* auf Herzfrequenz, Tremor, elektrische Leitfähigkeit der Haut und subjektive Angsteinschätzung durch die Probanden. (Nach Ashton et al. 1976)

emotion vor allem aus methodischen Gründen besonders schwer fällt. Psychiatrische Angst-Scoresysteme sind hier nicht praktikabel; dies gilt genauso für den chronisch („unheilbar") Kranken (Brown et al. 1986).

Kardiale Wirkungen der β-Rezeptorenblocker

β-Rezeptorenblocker hemmen selektiv, kompetitiv und spezifisch praktisch alle Sympathikuswirkungen am Herzen: Günstige Wirkungen auf Herzfrequenz und heterotope Reizbildung sind z. B. beim Phäochromozytomanfall (unter gleichzeitiger α-Blockade) und bei der Hyperthyreose bekannt. Ähnliche Effekte sind beschrieben beim hyperkinetischen Herzsyndrom (Abb. 4) und beim Mitralklappenprolapssyndrom, beim Alkoholentzug wie bei der kardialen Symptomatik vor und während operativen Eingriffen unter Lokalanästhesie (mit und ohne Adrenalinzusatz). β-Rezeptorenblocker wirken antiarrhythmisch bei supraventrikulären Tachykardien — sowohl prophylaktisch wie im Anfall —, aber auch gegenüber ventrikulären Arrhythmien (antiarrhythmische Wirkung der Klasse II, bei Sotalol auch Klasse III nach Vaughan-Williams 1970). Sie sind besonders wirksam gegenüber Arrhythmien, die durch ängstliche Hyperventilation ausgelöst werden.

Einen hohen Stellenwert haben die β-Rezeptorenblocker heute in der Sekundärprophylaxe von Reinfarkt und plötzlichem Herztod; β-Rezeptorenblocker ohne ISA — intrinsic sympathomimetic activity — reduzieren signifikant Letalität und Reinfarktrate. Aus allerletzter Zeit stammen auch Belege für eine Reduktion der Letalität der Infarktfrühphase durch β-Rezeptorenblocker (ISIS

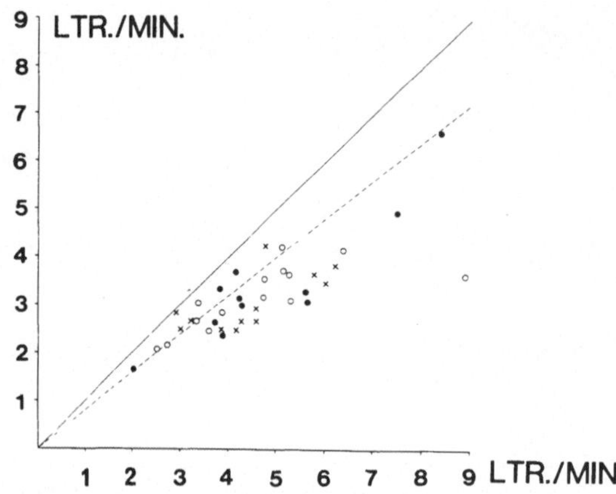

Abb. 4. Abhängigkeit der Wirkung von β-Rezeptorenblockern von den Ausgangswerten: Herzminutenvolumen vor *(Abszisse)* und 15 min nach *(Ordinate)* i. v. Gabe von drei β-Rezeptorenblockern ohne ISA bei Patienten mit funktionellen kardiovaskulären Störungen (überwiegend hyperkinetisches Herzsyndrom). (Nach Lydtin und Lohmöller 1977.) ($\times$) Atenolol, ($\bullet$) Solatol, ($\bigcirc$) Propanolol

1986). Auch wenn in keiner dieser Studien Angst als unabhängiger Parameter geprüft wurde, ist es eine vielfach bestätigte Erfahrung, wie Schmerz und Angst in der Akutsituation nach Gabe eines β-Rezeptorenblockers abnehmen. Andererseits traten Depressionen oder andere psychische Störungen unter β-Rezeptorenblockern nicht häufiger auf als in den Plazebogruppen. Damit hat J. W. Black mit seiner Konzeption eine glänzende Bestätigung erfahren.

β-Rezeptorenblocker und Tremor

Bereits Normalpersonen können bei Aufregung und Angst unter einer störenden Zunahme des physiologischen Muskeltremors leiden. Die Steigerung dieses physiologischen Tremors wird als essentieller Tremor bezeichnet. 60–80% des physiologischen und des essentiellen Tremors sprechen auf β-Rezeptorenblocker an. Während dies ursprünglich als ein rein peripherer β_2-Effekt galt, gibt es heute auch gute Belege für die Wirksamkeit von β_1-Blockern bei essentiellem Tremor (Editorial Lancet 1983; Koller u. Biary 1984).

Im Gegensatz zu diesen Tremorformen mit einer sich aufschaukelnden Oszillation im peripheren Reflexbogen (Abb. 1) sprechen zentralnervös bedingte Tremorformen (aus dem Bereich des extrapyramidalmotorischen Systems) weniger gut auf β-Rezeptorenblocker an (Tabelle 4). Lediglich die Verstärkung

Tabelle 4. Tremor und β-Blocker

Essentieller Tremor	+++
Extrapyramidalmotorischer Tremor	(+)
Beta$_2$-Effekt	+
Beta$_{1/2}$-Effekt	+
Periphere Wirkung	+
Zentrale Wirkung	(+)

des Zitterns bei Aufregung, z. B. bei Angst vor öffentlichem Auftreten, wird auch beim Parkinson-Kranken durch β-Rezeptorenblocker vermindert. Individualisierende Dosierung ist dabei wichtiger als die Wahl eines Blockers mit spezifischem pharmakodynamischen oder pharmakokinetischen Profil, abgesehen von der in der Regel weniger sicheren Wirkung von β-Rezeptorenblockern mit ISA. Die Bedeutung unterschiedlicher Eindringgeschwindigkeiten in das ZNS wurde sicher lange überschätzt: alle β-Rezeptorenblocker — auch die besonders hydrophilen, nicht metabolisierten, wie Atenolol — treten bei Dauertherapie in das Zentralnervensystem über und können damit nicht nur peripher, sondern auch zentral wirken. Sie konnten deshalb auch nur bedingt zur Klärung des James-Lange-Postulates beitragen.

Kontraindikationen der β-Rezeptorenblocker

Die Diskussion des Einsatzes von β-Rezeptorenblockern gegen somatische Angstsymptome am Herzen und dem Skelettmuskel bei akuten körperlichen Erkrankungen fordert einen Hinweis auf die Kontraindikationen dieser Substanzgruppe (Kontraindikationen und mögliche zentralnervöse Nebenwirkungen s. Tabelle 5 und 6, Lydtin 1977): β-Rezeptorenblocker sind immer dann streng kontraindiziert, wenn der β-adrenerge Antrieb für das Überleben des Individuums bzw. für die Erhaltung einer wichtigen Organfunktion notwendig ist: dies

Tabelle 5. β-Rezeptorenblocker. Unerwünschte pharmakologische Wirkungen

Herzinsuffizienz	Bradykardie
AV-Block	Hypotension
Periphere Durchblutung	$\downarrow$
Atemwegswiderstand	$\uparrow$
Diarrhöen, Krämpfe	
Hypoglykämie	

Tabelle 6. β-Blockertherapie. Nebenwirkungen auf das Nervensystem

- Schlaflosigkeit
- Alpträume
- Halluzinationen
- Psychosen
- Depressionen
- Muskelkrämpfe

gilt z. B. für die β-adrenerge Hemmwirkung am Bronchialsystem beim schweren Asthmaanfall, bei dem wir oft Angst und Erregung verstärkt durch Therapie mit direkten und indirekten Sympathikomimetika (β_2-Stimulatoren und Theophyllin zur Bronchialerweiterung) in Kauf nehmen müssen, und auch für die β_1-adrenerg vermittelte Angst und Unruhe bei drohender Hypoglykämie: bei letzterer können auch durch einen β_1-Rezeptorenblocker sinnvolle Warnsymptome — Tachykardie und Angst — maskiert werden, obwohl dieser Blocker im Gegensatz zu β_1/β_2-Blockern die sinnvolle Gegenregulation der Glykogenolyse intakt läßt und deshalb bei insulin- bzw. sulfonylharnstoff-behandelten Diabetikern z. B. mit Hypertonie zu bevorzugen ist. Auch bei schwerer Herzinsuffizienz ist die adrenerge Stimulation mit ihren emotionellen Folgen eine Notfallfunktion, die eine Restpumpfunktion und damit das Leben erhält. Dies zeigt die Gefahren einer nur auf Symptome und nicht auf den individuellen Patienten gerichteten Therapie.

Angstmanifestation bei chronischen körperlichen Erkrankungen

Periphere Angstsymptome sind selten ein vordergründiges Problem bei chronischen körperlichen Krankheiten, auch nicht in den Spätstadien metastasierender Karzinome. Nur selten wird man hier aufgrund der peripheren Symptomatik den primären Einsatz eines β-Rezeptorenblockers erwägen. Es sind mir auch aus der Literatur keine kontrollierten Untersuchungen zu diesem Thema bekannt. In der Regel verhütet man wahrscheinlich die adrenerge somatische Angstmanifestation durch Gabe von Schmerzmitteln, speziell der Morphingruppe mit ihren reflexdämpfenden und sedierenden Wirkungskomponenten, in frühen Stadien durch Anxiolytika und Antidepressiva. Inwieweit dabei die anticholinerge Wirkungskomponente mancher Antidepressiva körperliche Manifestationen der Angst gezielt beeinflußt, ist schwer zu beantworten. In den letzten Jahren behandelt man zunehmend starke Karzinomschmerzen durch kombinierte Anwendung zentralwirkender Analgetika vom Morphintyp und niedrigdosierter Neuroleptika (Stufenplan der Behandlung s. Tabelle 7). Kontrollierte Studien der Kombinationen z. B. von Anxiolytika, Antidepressiva und von Morphinpräparaten mit einem β-Rezeptorenblocker wären durchaus sinnvoll und ethisch vertretbar, mit dem Ziel der Verbesserung der Lebensqualität unter Einsparung von zentralen Nebenwirkungen der Analgetika.

Tabelle 7. Angst bei „unheilbarer Krankheit"

Zuwendung

Benzodiazepine

Antidepressiva

Neuroleptika

Zentrale Analgetika

β-Blocker?

Basistherapie von Angst bei körperlichen Erkrankungen

Ein Abriß der Theorie von Angstsymptomen bei körperlichen Erkrankungen muß abschließend noch einmal auf die biologische Funktion der Angst Bezug nehmen und über die medikamentöse Therapie hinausweisen: Bei der Hypoglykämie kann die Ausschaltung der β_1-vermittelten Warnreaktion (Herzfrequenzanstieg, Unruhe, Muskelzittern, Angst) ebenso deletäre Wirkungen haben wie die Hemmung der β_2-vermittelten gegenregulatorischen Glykogenolyse. Es ist also nicht nur im Straßenverkehr sehr fragwürdig, ob man Angst bzw. ihre periphere Manifestation (Zunahme der Herzfrequenz) als einen sinnvollen adaptiven Mechanismus ungestraft unterdrücken darf. Man denkt in diesem Zusammenhang unwillkürlich auch an den angstfreien Soziopathen. Erinnern darf man sich auch daran, daß Streß Schmerzperzeption sowohl vermindern (streßinduzierte Analgesie, s. Abb. 5) als auch verstärken kann (Vidal u. Jacob 1986). Es ist nach diesen Befunden durchaus vorstellbar, daß wir im Einzelfall durch Reduktion von Angst oder ihrer somatischen Äquivalente nicht nur Leiden vermindern, sondern auch verstärken können. Auch im somatischen Bereich finden sich somit Argumente für das Konzept eines „Angst-Optimums" (Abb. 6).

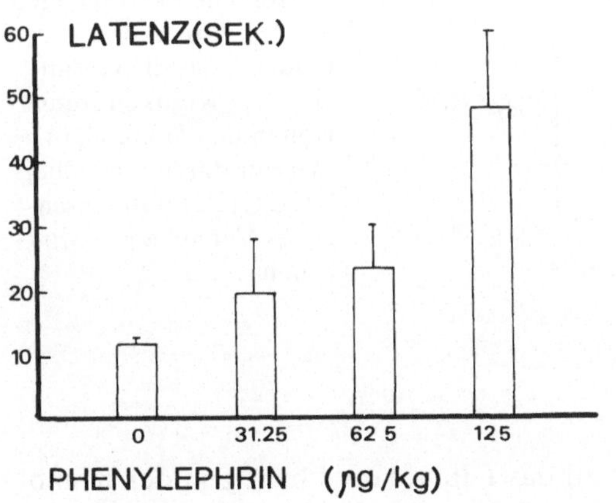

Abb. 5. Verminderung der Schmerzreaktion im Tierversuch durch α-Stimulation. (Nach Randich u. Maixner 1986)

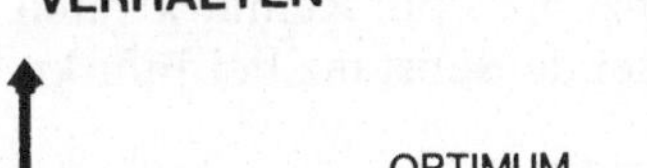
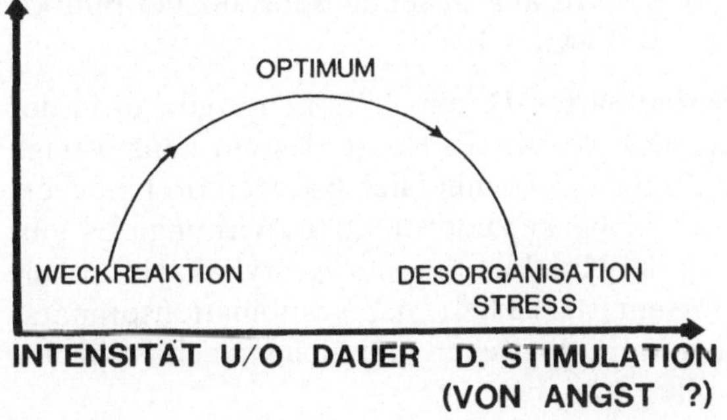

Abb. 6. Wahrscheinlichkeit eines biologisch richtigen Verhaltens in Abhängigkeit von Intensität und/oder Dauer von Streß (von Angst?). (Mod. nach Galina u. Amit 1986)

Sicher wird die Angst unserer Patienten wesentlich durch unser eigenes Verhältnis zur Krankheit und durch unsere Ängste mitgeformt. Dies gilt besonders für die Führung von Menschen mit unheilbaren Krankheiten: die verdrängte Krebsangst eines Arztes, einer Schwester — ebenso wie eines Seelsorgers, eines Freundes oder eines Angehörigen — ist eine schlechte Basis für die Entängstigung eines Patienten, ebenso wie sich die Angst eines Arztes oder einer Schwester vor dem Ausgeliefertsein an eine Intensivstation nur zu leicht auf den Patienten überträgt. Solange wir selbst mit einem Herzinfarkt zu lange zögern, uns auf einer Intensivstation aufnehmen zu lassen, werden wir uns vergeblich um Entängstigung unserer Patienten und um Verminderung der Infarktfrühmortalität bemühen.

Wir dürfen uns am Ende dieses wissenschaftlichen Symposiums daran erinnern, daß ein Miteinander im Gespräch und im Handeln, daß Lächeln und einfache Körperkontakte uralte und wirksame „Entängstiger" sind (Abb. 7), die sich nicht nur in ihrer Mitmenschlichkeit, sondern auch in ihrer Wirksamkeit vor den modernen Arzneimitteln nicht verstecken müssen.

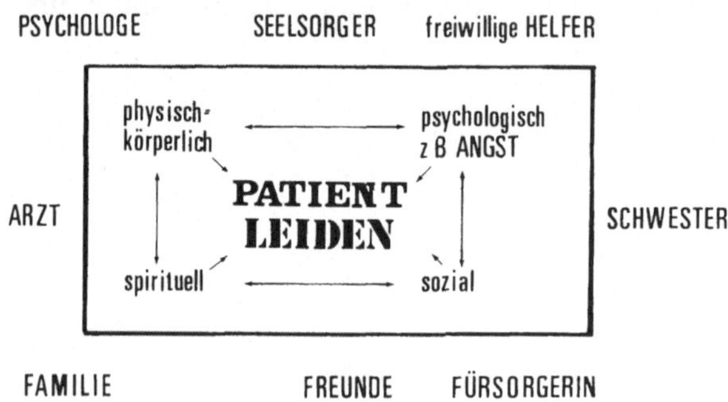

Abb. 7. Angst ist bei körperlichen Krankheiten nur ein Aspekt des Leidens, das die Gesunden vom Kranken trennt. Heilen und Helfen läßt sich nur durch grenzüberschreitendes mitmenschliches Verstehen verwirklichen

Diskussion

Müller: Bei Koronarinsuffizienzen wird das Dipyridamol häufig in der Kombination mit Oxazepam als Kombinationspräparat verschrieben. Da das Dipyridamol sich als weitgehend wirkungslos für die Prophylaxe von Herzinfarkten erwiesen hat, stellt sich die Frage, ob vielleicht das Benzodiazepin Reinfarktraten senken kann, unabhängig davon, daß es als angstlösende Substanz bei Infarktpatienten eventuell eine eigenständige Wirkung hat.

Lydtin: Dazu gibt es so gut wie keine harten Daten. Überhaupt gibt es in der Prophylaxe des Herzinfarktes oder des plötzlichen Herztodes nur ganz wenige wirklich harte Daten, und die betreffen fast ausschließlich β-Rezeptorenblocker. Das Dipyridamol alleine hat sicher keine kardioprotektive Wirkung. Es gibt aber Studien, die besagen, daß es in der Kombination mit Azetylsalizylsäure als besonders gutes Antikoagulans wirksam ist. Ich halte das Kombinationspräparat weder aus internistischer noch aus kardiologischer und sicher auch nicht aus psychiatrischer Sicht für ein sinnvolles Präparat.

Böker: In einem Schema haben Sie die Neuroleptika als Medikamente im Zusammenhang mit der Schmerzwahrnehmung dargestellt. Könnten Sie das etwas näher ausführen?

Lydtin: Diese Daten beziehen sich auf eine Untersuchung, in der gezeigt wurde, daß bei der Opiatbehandlung von Karzinompatienten mit Metastasen kleine Dosen von Neuroleptika es ermöglicht haben, die zur Schmerzbehandlung notwendige Opiatdosis zu reduzieren.

Buchheim: Den Koronarkranken werden entsprechend der Einteilung in Typ A und Typ B Persönlichkeitsmerkmale zugeschrieben, die zur Folge haben sollen, daß z. B. auch Wahrnehmungen aus dem Körper verleugnet werden. Könnte eine Behandlung mit β-Blockern nicht den Nebeneffekt haben, daß durch Reduzierung der Angst und Verminderung peripherer Reaktionen Warnfunktionen verlorengehen?

Lydtin: Es gibt einige – wenn auch nicht ganz überzeugende – Befunde darüber, daß man bei chronischer Therapie mit β-Blockern Persönlichkeitsveränderungen in Richtung von Typ A nach Typ B gesehen hat. Weiter kann man zu Ihrer Frage sagen, daß β-Blocker bei Dauertherapie einen Gewöhnungseffekt haben, der nach plötzlichem Absetzen zu einer regelrechten β-Blocker-Entzugssymptomatik führt, die mit einer gesteigerten Angst einhergeht.

Presse: Beim Dipyridamol wird doch diskutiert, ob es über seine erwiesene Wirkungslosigkeit hinaus durch den nachgewiesenen Stealeffekt nicht auch schädlich ist.

Lydtin: Prinzipiell ja. Allerdings ist das alles eine Dosierungsfrage, und bei den kleinen Dosen, in denen es jetzt gegeben wird, hat es praktisch keine direkte Gefäßwirksamkeit, sondern wirkt im wesentlichen nur auf den Thrombozyten.

Literatur

Ashton H, Millman JE, Telford R, Thompson JW (1976) A comparison of some physiological and psychological effects of propranolol and diazepam in normal subjects. Br J Clin Pharmacol 3:551–559

Brown JH, Henteleff P, Barakat S, Rowe CJ (1986) Is it normal for terminally ill patients to desire death? Am J Psychiatry 143:208–211

Cannon W (1910) Bodily changes in pain, hunger, fear and rage, 2nd edn. Appleton Century Crofts, New York 1929/1953

Cannon WB (1927) The James-Lange theory of emotion. Am J Psychol 39:106

Editorial (1983) Beta-adrenoreceptor antagonists in essential tremor. Lancet II:1234–1235

Fridlund AJ, Hatfield ME, Cottam GL, Fowler SC (1986) Anxiety and striate-muscle activation: Evidence from electromyographic pattern analysis. J Abnormal Psychol 95:228–236

Galina Z, Amit Z (1986) Stress-induced analgesia: Its effects on performance in learning paradigms. Ann NY Acad Sci 467:238–248

Grinschgl G (1983) Untersuchungen zur Steigerung der Treffsicherheit mit Militärgewehr unter Einwirkung von Propranolol (Inderal R). Wien Med Wochenschr 13/14:339–343

ISIS-1 (First International Study of Infarct Survival) (1986) Randomised trial of intravenous atenolol among 16027 cases of suspected acute myocardial infarction. Lancet II:57–65

James I, Savage I (1984) Beneficial effect of nadolol on anxiety-induced disturbances of performance in musicians: A comparison with diazepam and placebo. Am Heart J 108:1150–1155

Kelly D (1980) Clinical review of beta-blockers in anxiety. Pharmacopsychiatria 13:259–266

Koller WC, Biary N (1984) Metoprolol compared with propranolol in the treatment of essential tremor. Arch Neurol 41:171–172

Lader M (1985) Beta-Rezeptorenblocker in der Behandlung von Angstzuständen. In: Hippius H, Schettler G (Hrsg) Betarezeptorenblocker in der Neurologie und Psychiatrie. Zuckschwerdt, München Bern Wien, S 44–54

Lange CG (1922) The emotions. A psycho-physiological study. In: Lange CG, James W (eds) The emotions. Williams & Wilkins, Baltimore, p 33

Lydtin H (1977) Side-effects and contraindications of beta-receptor blocking agents. Klin Wochenschr 55:415–422

Lydtin H, Lohmöller G (1977) Beta-Receptorenblocker. Aesopus, Lugano München

Miles HWM, Barrabee EL, Finesinger JE (1951) Evaluation of psychotherapy, with a follow-up study of 62 cases of anxiety neurosis. Psychosom Med 13:83

Randich A, Maixner W (1986) The role of sinoaortic and cardiopulmonary baroreceptor reflex arcs in nociception and stress-induced analgesia. Ann NY Acad Sci 467:385–401

Schierl W, Schöning M, Kinadeter H, Lohmüller G, Lydtin H (1976) Der Einfluß von Tranquilizern und von kardioselektiven Beta-Rezeptorenblockern auf die kardiovaskuläre Streßreaktion. In: Schlegel B (Hrsg) Verhandlungen der Deutschen Gesellschaft für innere Medizin, Bd 82. Bergmann, München, S 1212–1215

Vaughan Williams EM (1970) Classification of antiarrhythmic drugs. In: Sandoe E, Flensted-Jensen E, Olesen KH (eds) Cardiac arrhythmias. AB Astra, Elsinore, p 449

Vidal C, Jacob J (1986) Hyperalgesia induced by emotional stress in the rat: An experimental animal model of human anxiogenic hyperalgesia. Ann NY Acad Sci 467:73–81

Wood P (1941) Da Costa's syndrome (or Effort syndrome). Br Med J I:767–772, 805–811, 845–851

Schlußwort

H. Heimann

Meine Damen und Herren!

Ich habe mir überlegt, was im Programm dieser Tagung „Synopsis" bedeuten kann. Sollte ich mit Ihnen noch einmal alles Gebotene durchgehen, in Erinnerung rufen, was Sie bereits zum Teil schon wieder vergessen haben? Ich nehme nicht an, daß Sie das von mir erwarten. Sie denken wahrscheinlich, ich solle Ihnen jetzt ein paar abschließende, zusammenfassende Einfälle, die mir beim Zuhören gekommen sind, mitteilen. Nun, ich glaube, es ist Ihnen allen so gegangen wie mir, ich habe viel gelernt. Es war eine sehr anregende und erstaunlich umfassende Darlegung und Diskussion des Problems „Angst". Gestatten Sie mir deshalb zuerst ein paar allgemeine und dann einige methodologische Bemerkungen, die mir beim Zuhören eingefallen sind:

1. Daß Angst allgegenwärtig ist, haben wir mehrfach gehört, und wir wissen alle, daß sie, gehäuft auftretend, die Lebensqualität vermindert und nur gelegentlich, z.B. beim Redner, weil stimulierend, eine positive Wirkung haben kann.

Allgegenwärtige Angst wird in dem schönen Lied bezeugt: „Mitten im Leben sind wir vom Tod umfangen." Das bedeutet, daß es eine Einsicht für den Menschen gibt, daß seine Existenz immer fundamental bedroht ist, grundsätzlich und radikal bedroht. Nun gibt es Zeitalter, in welchen Angst mehr oder weniger im Vordergrund steht. Man kann in ihnen ganz unterschiedliche Bewältigungsstrategien feststellen, welche von den Zeitgenossen eingesetzt werden. Unsere Gegenwart ist ganz sicher *ein Zeitalter der Angst,* der wohlbegründeten Angst vor der Bombe, dem weltpolitischen Chaos, der Tyrannis. Persönlich möchte ich jedoch auf eine heute ebenso wichtige und beliebte Form der Bewältigung hinweisen, nämlich auf die Tendenz zu *paranoiden Projektionen.* Man muß als ein Beispiel nur den gegenwärtigen Wahlkampf betrachten, dann sieht man das deutlich genug. Wir müssen demnach feststellen, daß das, was uns existentiell ängstigt, uns heutige Menschen gleichzeitig dazu provoziert, paranoide Verhaltensweisen an den Tag zu legen, um mit der Angst zurechtzukommen und zu leben.

2. Wichtig scheint mir jedoch festzuhalten, daß wir durch unser Thema gestern und heute an dieser Tagung aus solchen allgemeinen psychohistorischen Betrachtungsweisen herausgekommen und zu Einteilungen eigentlicher Angstsyndrome gelangt sind. Die *anthropologische Einteilung* von Herrn Pöldinger hat mir dabei am meisten eingeleuchtet, obwohl sie am schwierigsten zu operationalisieren ist. Nämlich, daß es eine Realangst, eine Vitalangst, eine existentielle Angst, eine Gewissensangst, eine neurotische Angst und eine psychotische

Angst gibt. Interessant war nur, daß er die existentielle Angst und die Gewissensangst in seinem Referat dann nicht behandelt hat. Dies ist auch verständlich, wenn man an Panikattacken denkt. Man kann vermuten, daß existentielle und Gewissensangst bei diesen Syndromen keine Rolle spielen. Sie passen, weil nicht operationalisierbar, auch nicht in das Methodenrepertoire unserer Forschungskonzepte. Dennoch kann man sich vorstellen, daß im Einzelfall Bezüge zu diesen Angstformen vorkommen. Diese sind aber nicht generalisierbar, sondern betreffen *die individuelle Person in einem historischen Kontext ihrer Entwicklung* und ihres Lebens. Auf dieses Problem werde ich am Schluß zurückkommen.

3. Wir haben ferner festgestellt, daß man die Angst auch methodisch *nach Erfahrungsebenen* einteilen kann: z.B. die Rezeptorebene, die physiologische, psychologische, psychopathologische und klinische Ebene, das kann man schon der Gliederung des Programms entnehmen. Dabei erscheint mir besonders interessant, daß immer dann, wenn mehrere Ebenen in den Blick kommen – ich denke da besonders an das, was Herr Margraf ausgeführt hat –, daß dann in uns bestimmte Erwartungen bestehen, nämlich, daß *Ergebnisse auf verschiedenen Ebenen miteinander korrelieren müßten.* Wenn man dann, wie das hier gezeigt wurde, tatsächlich nachprüft, trifft dies nicht zu. Auch Herr Lydtin hat in seinem Referat diese eigenartige Unschärfe mehrdimensionaler Modelle betont. Es gibt offensichtlich – und das ist eigentlich für uns Psychiater durchaus verheißungsvoll – *eine relativ unabhängige psychische Dimension,* die man nicht ohne weiteres reduzieren kann auf physiologische, biochemische oder mikrobiologische Ebenen. Das sollte uns zu denken geben. Eine solche Reduktion des Psychischen ist heute nicht möglich. Mit Herrn Benkert kann ich da nicht einiggehen, wenn er auf die Zukunft hofft und glaubt, daß man einmal das Universum menschlichen Erlebens im pathologischen Bereich auf mikrobiologisch relevante Daten reduzieren könne. Dagegen spricht, wie Gierer überzeugend darlegt, die Komplexität im physikalischen und im mentalen Bereich, was jedoch die Gültigkeit der physikalischen Grundlagen von Natur, Leben und Seele nicht in Frage stellt. Unsere Erkenntnismöglichkeiten sind zu begrenzt und das Leben des Forschers zu kurz. Weil es auch in Zukunft eine psychische Dimension geben wird, braucht man uns, die Psychiater und natürlich auch die Psychotherapeuten, und zwar nicht nur als Weichensteller zum „Biotherapeuten" mit mikrobiologischem Arsenal.

4. Man kann nun natürlich auch klinisch *symptomatologisch Angst nach Schwere der Störung* einteilen. Herr Laakmann hat es mit einer ganz einfachen Methodik versucht, die überraschenderweise etwas gezeigt hat, was nur für sehr erfahrene Kliniker trivial ist: Wenn der Patient wirklich schwer krank ist und nach vielen Umwegen in der Klinik landet, weil die bisherigen Methoden, die Benzodiazepine und eine Reihe von Psychotherapien nicht halfen, wirken trizyklische Antidepressiva, und zwar bei depressiven *und* bei Angstsyndromen. Das zeigt einmal mehr, daß Depression und Angstsyndrome im speziellen Fall oft überhaupt nicht genau auseinanderzuhalten sind. Wir sind konfrontiert mit einem diffusen, vom Patienten auch diffus geschilderten schweren Leidenszustand, der medikamentös mit Antidepressiva erfolgreich behandelt werden kann! Vielleicht sind

diese innere Unruhe und Angst, die wir bei so vielen schwergestörten Patienten feststellen, sogar etwas Drittes, neben nosologisch definierbaren Syndromen der Depression oder Angst. Könnte man vielleicht sogar eine neue Kategorie dafür finden? Die Benkertsche Schule ist, wie heute gezeigt wurde, schon auf dem Wege, eine gewisse neue Betrachtungsweise herzustellen: Nicht nach nosologischen Kriterien, die man im Kopf hat, wird aufgeteilt, sondern man schaut einmal auf die reine Symptomebene und kommt dann auf somatische und auf psychische Symptome, *Konstellationen unabhängig von der Nosologie!* Symptomatische, nichtnosologische Spezifität könnte, wie wir mit psychophysiologischen Methoden gezeigt haben, möglicherweise bessere Handlungsanweisungen für die Therapie geben.

5. Das führt mich zu einer weiteren Einteilungsmöglichkeit, derjenigen nach *Modetrends:* Die larvierte Depression ist heute zur Sprache gekommen. Vor einigen Jahren waren wir auf einem Symposium über „larvierte Depression", und da kamen nicht nur die gleichen Teilnehmer zusammen, sondern es wurde – zum Teil wenigstens – über die gleichen Patienten gesprochen, wie gestern und heute. Nur hatten sie eine andere Etikette. Nun gut, ich will das nicht weiter vertiefen.

6. Das führt mich aber zu einem letztlich grundsätzlichen methodologischen Gesichtspunkt, den ich zwar nicht ausführlich darstellen kann. Ich habe ihn im ersten Heft der neuen Zeitschrift „Fundamenta Psychiatrica" dargelegt, nämlich die *Perspektivität psychiatrischer Befunde.* Es ist dies meines Erachtens etwas, was wir zu wenig reflektieren. Wenn wir unser Fach mit der Inneren Medizin vergleichen, dann sind unsere Kollegen, die Internisten, nicht in gleicher Weise wie wir mit dieser Frage konfrontiert. Soweit ich sehen kann, ist es in der Inneren Medizin nicht möglich, daß man gleiche Befunde von verschiedenen Richtungen anschauen kann, so daß, je nach Perspektive, ganz verschiedene therapeutische Konsequenzen resultieren. Wir Psychiater und Psychotherapeuten sind jedoch in der Lage, vom gleichen Patientenkollektiv die gleichen Befundbereiche von verschiedenen Standorten in verschiedenen Perspektiven zu sehen und therapeutisch mehr oder weniger unterschiedlich und erfolgreich entsprechend zu behandeln, z. B. depressive Syndrome mit kognitiver Verhaltenstherapie oder mit Antidepressiva. Es hat mich überrascht und gefreut, daß im Rahmen der Depressionsbehandlung an unserer Tagung trotz DSM III die Neurosen zur Sprache gekommen sind. Man könnte psychodynamische Perspektiven jedoch auch bei nichtneurotischen Störungen berücksichtigen, und wir wären dann in der Lage, in unserer praktischen klinischen Arbeit sehr viel beweglicher zu sein.

Die Wissenschaft, so wie wir sie heute verstehen, vermittelt *generalisierbare begründete Einsichten.* Diese sind außerordentlich wichtig. Wir haben gerade eine schöne Studie über die Lebensdauer gehört. Mit der Generalisierbarkeit wird es jedoch viel schwieriger, wenn es um *Lebensqualität,* um depressive oder Angstsyndrome geht. Wir sind dann genötigt, *als Psychiater in der Praxis am Einzelfall* einen Weg zu suchen, um dem Patienten zu einer verbesserten Lebensqualität verhelfen zu können. Das kam in den Ausführungen von Herrn Zapotoczky schön zum Ausdruck, nämlich daß wir das, was wir in generalisierbaren Forschungsergebnissen erreichten, nachher auf den einzelnen Fall umsetzen müssen. Dieser ist leider in der Regel nicht so, daß man diese Umsetzung schematisch so ohne weiteres operationalisieren kann. Unsere therapeutischen Bemühungen sind — weil sie sich im Grunde genommen aus psychiatrischen und psychotherapeutischen Aktionen konstituieren — eingebunden in eine *Begegnung zwischen zwei Personen, dem Arzt und dem Patienten, in einer historischen Situation.* Das bedeutet, daß wir in der Praxis nicht nur nach generalisierbaren Gesichtspunkten, sondern bezogen auf ein Individuum, seine Lebensgeschichte und seine besondere Situation argumentieren und handeln müssen. Dies läßt sich, wie die Geschichte der ärztlichen Kunst zeigt, nur durch Vorbild und Beispiel (wieder historische Realitäten) vermitteln.

Ich will Sie jedoch nicht länger mit solchen unbequemen Überlegungen über Erfahrungsbedingungen unseres Faches bemühen, sondern noch auf die *Wichtigkeit der zeitlichen Dimension* in unserer Forschung hinweisen. Das ist hier auf unserer Tagung mehrfach angeklungen: Wir brauchen *längere Katamnesen* und *prospektive Studien.* Wir dürfen uns nicht begnügen mit dem, was so leicht zu operationalisieren und zu organisieren ist, wie eine einfache medikamentöse Studie, die man nach 4 Wochen abschließen kann.

Schließlich darf ich mit einer Bemerkung über die „Heidelberger Psychopathologie" abschließen, die uns Herr Saß im Hinblick auf die abnormen Persönlichkeiten so eindrucksvoll demonstriert hat: Nach ihren Kriterien gehöre auch ich zu den sog. „primären Psychopathen", und zwar deshalb, weil ich hier stehe, denn folgende Kriterien treffen zu (als Beispiel für die Operationalisierung): „Reizsuche" — trifft sicher zu — „Risikobereitschaft" — trifft auch zu — „Geltungsbedürfnis" — will ich nicht ganz bestreiten — und „Angstbereitschaft" — diese habe ich jetzt bereits hinter mir.

Literatur

Gierer A (1985) Die Physik, das Leben und die Seele. Piper, München Zürich
Heimann H (1987) Über die Perspektivität psychiatrischer Befunde. Fundamenta Psychiatrica 1 : 15–18

Sachverzeichnis